LE MINISTRE DE LA MARINE, à *Messieurs les Vice-Amiraux commandant en chef, Préfets maritimes; Contre-Amiral commandant la Marine en Algérie; Commissaires généraux et Chefs du Service de la Marine; Commissaires de l'Inscription maritime.*

(Direction de la Marine marchande, des Pêches et de la Domanialité; — Bureau de la Navigation commerciale.)

Paris, le 3 juillet 1896.

Adoption d'une instruction médicale et d'une nouvelle nomenclature pour les coffres à médicaments des navires armés au long cours.

MESSIEURS, aux termes de la circulaire du 4 avril 1892 (*B. O.*, p. 352), les capitaines des navires du commerce doivent trouver les indications nécessaires à l'emploi des médicaments dont leurs bâtiments sont munis et aux premiers soins à donner aux malades dans le *Guide médical pour les commandants des navires dépourvus de médecins.* Ce document n'a pas été rédigé particulièrement en vue des besoins de la navigation commerciale; il contient seulement, en appendice, les prescriptions spéciales aux bâtiments du commerce. J'ai pensé qu'il serait préférable de mettre à la disposition des capitaines un guide préparé à leur usage, et j'ai décidé de rendre réglementaire, pour les navires armés au long cours, l'instruction médicale ci-après reproduite, qui a été établie par le Conseil supérieur de santé de la Marine.

J'ai reconnu également la nécessité de modifier la composition du coffre à médicaments desdits navires, telle qu'elle a été fixée, après entente avec M. le Ministre de l'Intérieur, par la circulaire précitée du 4 avril 1892. J'ai fait établir, en conséquence, d'accord avec mon collègue, une nouvelle nomenclature des médicaments, ustensiles et objets de pansement dont les navires armés au long cours devront être munis. Cette nouvelle liste diffère de l'ancienne par l'addition de certaines substances ou objets de pansement dont la présence à bord a paru indispensable et par la modification des quantités de quelques médicaments déjà réglementaires. Elle est divisée en deux parties distinctes : une première colonne contient les médicaments ou objets de pansement dont j'ai prescrit l'embarquement à bord des navires non pourvus de médecins; les autres colonnes concernent les navires à bord desquels un médecin est embarqué.

Vous remarquerez que, conformément à l'indication portée en tête de la première colonne, les quantités de médicaments prévues ne sont que l'indication d'une moyenne pour un équipage de 30 à 60 hommes et pour une campagne de six mois à un an; ainsi que vous l'a fait connaître la circulaire du 7 juin 1892 (*B. O.*, p. 720), les Commissions de visite conservent, en effet, la faculté

1

qu'elles tiennent de l'ordonnance du 4 août 1819, d'apporter à ces quantités, dans chaque cas particulier, les modifications que la force de l'équipage et la nature du voyage entrepris pourraient comporter.

Elles auront également toute latitude pour autoriser la répartition du matériel médical suivant l'aménagement du navire, sous la seule condition que ce matériel soit facilement accessible et puisse être mis en usage dès qu'il devient nécessaire.

Les armateurs se pourvoiront à leurs frais de la Nomenclature et de l'Instruction; ils devront en trouver des exemplaires chez les pharmaciens qui leur fournissent les coffres à médicaments. Ces derniers pourront adresser leurs demandes à M. L. Baudoin, éditeur du *Bulletin officiel de la Marine* (30, rue Dauphine, Paris), autorisé à imprimer et à vendre ces documents réunis au prix de 0 fr. 75 l'exemplaire.

J'ai l'honneur de vous prier de prendre les mesures nécessaires pour assurer l'exécution de ma décision.

Je vous rappelle que la vérification des coffres doit être effectuée par les Commissions de visite, aux termes de l'article 10 de l'ordonnance du 4 août 1819, *en présence du capitaine du navire.*

Signé : G. BESNARD.

NOMENCLATURE

des médicaments, ustensiles et objets de pansement dont doivent être munis les navires de commerce armés au long cours.

NOMENCLATURE *des médicaments, ustensiles les navires de commerce*

et objets de pansement dont doivent être munis armés au long cours.

NUMÉROS D'ORDRE	NOMENCLATURE	BATIMENTS à bord desquels il n'est pas embarqué de médecin. (Les quantités ont été prévues pour un équipage de 50 à 60 hommes et une campagne de 6 mois à 1 an.)		REPÈRES	BATIMENTS À BORD DESQUELS UN MÉDECIN EST EMBARQUÉ.						OBSERVATIONS.
		QUANTITÉS.	OBSERVATIONS.		Moins de 100 personnes.	De 100 à 150 personnes.	De 151 à 200 personnes.	De 201 à 250 personnes.	De 251 à 300 personnes.	Pour 100 personnes au-dessus de 300.	
	1° MÉDICAMENTS POUR L'USAGE INTERNE.										
1	Acétate d'ammoniaque	»		a	50 gr.	100 gr.	150 gr.	200 gr.	250 gr.	50 gr.	
2	Acide lactique	»		b	20 —	40 —	60 —	80 —	100 —	20 —	
3	Acide tartrique	»		c	30 —	70 —	120 —	150 —	180 —	30 —	
4	Alcoolat de cochléaria	500 gr.		d	500 —	500 —	500 —	750 —	750 —	50 —	
5	Alcoolature d'aconit	»		e	50 —	50 —	50 —	50 —	50 —	»	
6	Alcoolé de quinquina	1 litre.		f	1 litre.	1 litre.	1 litre 1/2.	1 litre 1/2.	2 litres.	1/2 litre.	
7	Antipyrine	50 gr.	En paquets de 50 centigrammes.	g	50 gr.	50 gr.	100 gr.	100 gr.	150 gr.	25 gr.	
8	Bicarbonate de soude	»		h	50 —	100 —	150 —	200 —	250 —	50 —	
9	Bromure de potassium	»		i	25 —	50 —	150 —	150 —	200 —	50 —	
10	Calomel à la vapeur, lavé	»		j	15 —	20 —	30 —	40 —	50 —	10 —	
11	Chloral hydraté	»		k	100 —	100 —	100 —	100 —	120 —	30 —	
12	Chlorate de potasse	200 gr.	En paquets de 4 grammes.	l	200 —	200 —	200 —	200 —	200 —	25 —	
13	Chlorhydrate de cocaïne	»		m	2 —	2 —	2 —	3 —	3 —	1 —	
14	Chlorhydrate de morphine	»		n	2 —	2 —	5 —	10 —	15 —	5 —	
15	Chlorhydrate de quinine	200 gr.	En paquets de 50 centigrammes.	o	200 —	200 —	200 —	200 —	200 —	20 —	
16	Emétique en poudre	»		p	4 —	1 —	2 —	3 —	4 —	1 —	
17	Ergotine d'Yvon	»		q	2 flacons.	2 flacons.	2 flacons.	2 flacons.	2 flacons.	»	
18	Ether sulfurique	100 gr.		r	100 gr.	100 gr.	100 gr.	100 gr.	100 gr.	30 gr.	
19	Extrait de réglisse	1000 gr.		s	1000 —	1000 —	1000 —	1500 —	2000 —	»	
20	Huile de ricin	500 gr.		t	500 —	700 —	1000 —	1500 —	2000 —	100 gr.	
21	Iodure de potassium	»		u	50 —	100 —	150 —	150 —	200 —	25 —	
22	Ipéca en poudre	100 gr.	En paquets de 50 centigrammes.	v	100 —	100 —	100 —	100 —	100 —	10 —	
23	Ipéca (sirop d')	»		x	50 —	50 —	100 —	150 —	200 —	50 —	
24	Kermès minéral	»		y	5 —	5 —	8 —	8 —	12 —	4 —	
25	Lait condensé	»		z	»	»	»	»	»	»	Une boîte par petit enfant pour 15 jours de voyage.
26	Laudanum de Sydenham	100 gr.	Mettre sur le flacon une étiquette rouge portant le mot poison.	a	100 gr.	125 gr.	150 gr.	175 gr.	200 gr.	25 gr.	
27	Limaille de fer	»		b	50 —	50 —	50 —	50 —	100 —	50 —	
28	Liqueur de Fowler	»		c	10 —	15 —	15 —	15 —	30 —	15 —	
29	Naphtol	»		d	20 —	40 —	60 —	80 —	100 —	20 —	
30	Opiat (copahu et cubèbe)	500 gr.		e	500 —	500 —	500 —	500 —	500 —	25 —	
31	Pilules d'extrait de Belladone (de 1 centigramme chaque)	»		f	25 pilules.	50 pilules.	60 pilules.	60 pilules.	100 pilules.	25 pilules.	
32	Pilules d'extrait gommeux d'opium (de 5 centigrammes chaque)	»		g	20 —	50 —	100 —	125 —	150 —	25 —	
33	Pilules mercurielles (blue pills)	»		h	50 —	75 —	100 —	125 —	150 —	25 —	
34	Salicylate de bismuth	»		i	50 gr.	100 gr.	150 gr.	200 gr.	250 gr.	50 gr.	
35	Salicylate de soude	400 gr.	En paquets de 2 grammes.	j	100 —	100 —	100 —	100 —	100 —	30 —	
36	Salol	»		k	50 —	100 —	150 —	200 —	250 —	50 —	

NUMÉROS D'ORDRE.	NOMENCLATURE.	BATIMENTS À BORD DESQUELS IL N'EST PAS EMBARQUÉ DE MÉDECIN. (Les quantités ont été prévues pour un équipage de 60 à 80 hommes et une campagne de 6 mois à 1 an.) QUANTITÉS.	OBSERVATIONS.	REPÈRES.	BATIMENTS À BORD DESQUELS UN MÉDECIN EST EMBARQUÉ. Moins de 100 personnes.	De 100 à 150 personnes.	De 151 à 200 personnes.	De 201 à 250 personnes.	De 251 à 300 personnes.	Pour 100 personnes au-dessus de 500.	OBSERVATIONS.
37	Santonine (pastilles)	»		a	20 pastilles.	30 pastilles.	60 pastilles.	400 pastill.	150 pastill.	30 pastilles.	
38	Seigle ergoté en grains	»		b	5 gr.	5 gr.	10 gr.	15 gr.	20 gr.	5 gr.	
39	Sel de nitre	»		c	30 —	45 —	60 —	60 —	120 —	30 —	
40	Soufre sublimé	»		d	60 —	100 —	120 —	120 —	180 —	50 —	
41	Sous-nitrate de bismuth	300 gr.	En paquets de 4 grammes.	e	300 —	300 —	300 —	300 —	300 —	30 —	
42	Sublimé corrosif	»		f	60 —	70 —	80 —	90 —	400 —	20 —	
43	Sulfate de soude	1000 gr.	En paquets de 10 grammes.	g	1000 —	1000 —	1000 —	1500 —	2000 —	100 —	
44	Teinture de cachou	»		h	60 —	75 —	120 —	120 —	180 —	30 —	
45	Teinture de digitale	»		i	20 —	40 —	60 —	80 —	100 —	30 —	
	2° MÉDICAMENTS POUR L'USAGE EXTERNE.										
46	Acide borique	300 gr.	En paquets de 30 grammes.	j	1000 gr.	1000 gr.	1000 gr.	1000 gr.	1000 gr.	100 gr.	
47	Acide phénique en solution dans glycérine (à poids égaux).	1000 gr.	500 grammes acide phénique font 89 centil. 500 gr. glycérine. Sert à préparer la solution (48) suivante. — Mettre sur la bouteille une étiquette rouge portant le mot poison.	k	1000 —	1000 —	1000 —	1000 —	1000 —	200 —	
48	Acide phénique en solution à 5 p. 100	2 litres.	Pour s'en servir directement.	l	2 litres.	2 litres.	2 litres.	2 litres.	2 litres.	»	
49	Alcool camphré	1 litre.		m	1 litre.	1 litre.	1 litre.	2 litres.	2 litres.	»	
50	Alun	»		n	50 gr.	100 gr.	100 gr.	150 gr.	200 gr.	50 gr.	
51	Amidon en poudre	»		o	50 —	100 —	200 —	300 —	400 —	100 —	
52	Ammoniaque liquide	»		p	100 —	100 —	120 —	120 —	120 —	30 —	
53	Chloroforme	»		q	300 —	300 —	300 —	300 —	350 —	50 —	
54	Chlorure de chaux sec	10,000 gr.	Désinfectant.	r	1200 —	1500 —	1600 —	1800 —	2000 —	1000 —	
55	Collodion	»		s	30 —	30 —	30 —	30 —	45 —	45 —	
56	Diachylon	2 rouleaux.		t	2 rouleaux.	2 rouleaux.	2 rouleaux.	2 rouleaux.	2 rouleaux.	»	
57	Eau de chaux	»		u	500 gr.	500 gr.	500 gr.	800 gr.	750 gr.	100 gr.	
58	Eau sédative	»		v	1 litre.	1 litre.	1 litre.	1 litre.	1 litre.	»	
59	Extrait de Saturne	»		x	60 gr.	70 gr.	120 gr.	120 gr.	150 gr.	30 gr.	
60	Farine de graine de lin dés...ilée	2,000 gr.		y	2000 —	2000 —	3000 —	3000 —	3300 —	500 —	
61	Glycérine	»		z	200 —	300 —	500 —	500 —	750 —	100 —	
62	Iodoforme	100 gr.		a	250 —	500 —	500 —	500 —	500 —	50 —	
63	Nitrate d'argent fondu	»		b	10 —	10 —	15 —	20 —	25 —	5 —	
64	Onguent mercuriel simple	200 gr.		c	200 —	200 —	200 —	200 —	300 —	50 —	
65	Perchlorure de fer dissous	»		d	50 —	50 —	50 —	100 —	100 —	»	
66	Pommade d'Helmerich	500 gr.		e	500 —	500 —	500 —	1000 —	1000 —	100 gr.	
67	Sinapismes (moutarde en feuilles)	2 boîtes.		f	2 boîtes.	3 boîtes.	3 boîtes.	4 boîtes.	4 boîtes.	1 boîte.	
68	Sparadrap vésicant	1 rouleau.		g	1 rouleau.	1 rouleau.	1 rouleau.	2 rouleaux.	2 rouleaux.	»	
69	Sparadrap de Vigo	»		h	1 rouleau.	1 rouleau.	1 rouleau.	1 rouleau.	1 rouleau.	»	
70	Sulfate de zinc	»		i	1 crayon.	1 crayon.	1 crayon.	2 crayons.	2 crayons.	»	
71	Sulfure de potasse	»		j	1000 gr.	1000 gr.	2000 gr.	3000 gr.	3000 gr.	»	
72	Tanin	»		k	5 —	5 —	10 —	20 —	30 —	10 gr.	
73	Teinture d'iode	200 gr.		l	200 —	200 —	300 —	100 —	400 —	50 —	
74	Vaseline boriquée au dixième	500 gr.		m	500 —	500 —	1000 —	1000 —	1000 —	100 —	

BATIMENTS A BORD DESQUELS IL N'EST PAS EMBARQUÉ DE MÉDECIN.

(Les quantités ont été prévues pour un équipage de 30 à 60 hommes et une campagne de 6 mois à 1 an.)

NUMÉROS D'ORDRE.	NOMENCLATURE.	QUANTITÉS.	OBSERVATIONS.	REPÈRES.
	3° OBJETS DE PANSEMENT.			
75	Bandages de corps	4		a
76	Doigtiers en peau de mouton	5		b
77	Suspensoirs	3		c
78	Triangles variés (écharpes et bandages, dont deux écharpes de Mayon)	10		d
79	Bandes de gaze purifiée, phéniquée, de 5 mètres, sur 0m,03	10 bandes.		e
	0m,07	20 bandes.		f
	0m,10	20 bandes.		g
80	Bandes roulées en toile assorties, de 6 à 10 mètres	5,000 gr.		h
81	Bandes en caoutchouc, de 6 mètres	1 bande.		i
82	Compresses de gaze purifiée, phéniquée, en paquets de 10, grandes	10 paquets.		j
	moyennes	10 —		k
	petites	10 —		l
83	Coton absorbant, dit hydrophile, phéniqué, en paquet de 500 grammes	3 —		m
	en paquet de 50 grammes	10 —		n
	en paquet de 25 grammes	20 —		o
84	Etoupe purifiée, phéniquée, en paquets de 250 grammes	8 —		p
85	Gaze purifiée, phéniquée, en paquets de 1 mètre	5 mètres.		q
	en paquets de 5 mètres	15 —		r
86	Linge à pansement (grand linge)	20000 gr.		s
87	Toile caoutchoutée mince	10 mètres.		t
	4° APPAREILS, INSTRUMENTS ET USTENSILES.			
88	Aiguilles à sutures, courbes	»		u
	demi-courbes	»		v
	droites	»		x
88	Attelles avec drap-fanon, formant appareil, pour la cuisse	1 appareil.		y
	pour la jambe	1		z
	pour le bras	1		a
	pour l'avant-bras	1		b
89	Balance pour peser médicaments	»		c
90	Bandages herniaires, avec sous-cuisse, droit	[illegible]		d
	gauche	[illegible]		e

BATIMENTS A BORD DESQUELS UN MÉDECIN EST EMBARQUÉ.

REPÈRES.	Moins de 100 personnes.	De 100 à 150 personnes.	De 151 à 200 personnes.	De 201 à 250 personnes.	De 251 à 300 personnes.	Pour 100 personnes au-dessus de 300.	OBSERVATIONS.
a	4	4	4	4	4	»	
b	5	5	5	5	5	»	
c	3	3	3	3	3	»	
d	10	10	10	10	10	»	
e	10 bandes.	10 bandes.	10 bandes.	10 bandes.	10 bandes.	10 bandes.	
f	20 —	20 —	20 —	20 —	20 —	20 —	
g	20 —	20 —	20 —	20 —	20 —	20 —	
h	5000 gr.	5000 gr.	5000 gr.	5000 gr.	5000 gr.	»	
i	1 bande.	1 bande.	1 bande.	1 bande.	1 bande.	»	
j	10 paquets.	10 paquets.	10 paquets.	10 paquets.	10 paquets.	»	
k	10 —	10 —	10 —	10 —	10 —	»	
l	10 —	10 —	10 —	10 —	10 —	»	
m	3 —	3 —	3 —	3 —	3 —	»	
n	10 —	10 —	10 —	10 —	10 —	»	
o	20 —	20 —	20 —	20 —	20 —	»	
p	8 —	8 —	8 —	8 —	8 —	»	
q	10 mètres.	15 mètres.	20 mètres.	20 mètres.	20 mètres.	»	
r	20 —	25 —	30 —	30 —	30 —	»	
s	20000 gr.	20000 gr.	20000 gr.	20000 gr.	20000 gr.	»	
t	10 mètres.	10 mètres.	10 mètres.	10 mètres.	10 mètres.	»	
u	»	»	»	»	»	»	
v	»	»	»	»	»	»	
x	»	»	»	»	»	»	
y	1 appareil.	1 appareil.	1 appareil.	1 appareil.	1 appareil.	»	
z	1 —	1 —	1 —	1 —	1 —	»	
a	1 —	1 —	1 —	1 —	1 —	»	
b	1 —	1 —	1 —	1 —	1 —	»	
c	»	»	»	»	»	»	
d	1 —	1 —	1 —	1 —	1 —	»	
e	1 —	1 —	1 —	1 —	1 —	»	

BÂTIMENTS
À BORD DESQUELS IL N'EST PAS EMBARQUÉ DE MÉDECIN.
(Les quantités ont été prévues pour un équipage de 20 à 60 hommes et une campagne de 6 mois à 1 an.)

NUMÉROS D'ORDRE.	NOMENCLATURE.	QUANTITÉS.	OBSERVATIONS.	REPÈRES.
91	Baignoire pour la main, en tôle émaillée.	»		a
92	Biberon hygiénique (sans tube de caoutchouc).	»		b
93	Bistouris { droit.	»		c
	{ convexe.	»		d
	{ boutonné.	»		e
94	Bougies.	»		f
95	Capsules à fond plat, en tôle émaillée, de 1 litre.	1		g
96	Ciseaux forts de lingerie.	1		h
97	Compte-gouttes.	1		i
98	Courtines (fioles à potions de 125 gr.).	5		j
99	Entonnoir en verre.	»		k
100	Épingles anglaises de sûreté.	2 boîtes.		l
101	Épingles à sutures.	1		m
102	Éprouvette graduée, de 30 grammes.	»		n
103	Fil phéniqué pour sutures.	»		o
104	Forceps.	1		p
105	Irrigateur garni (système Eguisier).	1		q
106	Lancette.	1		r
107	Pince à dissection.	1		s
108	Pince porte-aiguille.	»		t
109	Pince hémostatique (système Péan).	»		u
110	Plat-bassin.	»		v
111	Plateau réniforme, en tôle émaillée, moyen.	1		x
112	Seringues à injection, en verre.	1		y
113	Seringue de Pravaz.	»		z
114	Sondes en caoutchouc vulcanisé (dites de Nélaton), n° 13.	2		a
115	Sondes en gomme élastique (de grosseurs assorties).	»		b
116	Sonde cannelée.	»		c
117	Spatule en bois.	1		d
118	Stylet en argent.	1		e
119	Urinal en verre fort.	1		f
120	Ventouses.	»		g

BÂTIMENTS À BORD DESQUELS UN MÉDECIN EST EMBARQUÉ.

REPÈRES.	Moins de 100 personnes.	De 100 à 150 personnes.	De 151 à 200 personnes.	De 201 à 250 personnes.	De 251 à 300 personnes.	Pour 100 personnes au-dessus de 300.	OBSERVATIONS.
a	1	1	1	1	1	»	
b	»	»	»	»	»	»	Un biberon par nourrisson.
c	3	3	3	3	3	»	
d	1	1	1	1	1	»	
e	1	1	1	1	1	»	
f	2	2	6	6	6	»	
g	1	1	1	1	1	»	
h	1	1	1	1	1	»	
i	1	1	1	1	1	»	
j	5	5	5	5	5	»	
k	1	1	1	1	1	»	
l	2 boîtes.	2 boîtes.	2 boîtes.	2 boîtes.	2 boîtes.	»	
m	50 épingles.	50 épingles.	50 épingles.	50 épingles.	50 épingles.	»	
n	1	1	1	1	1	»	
o	5 mètres.	5 mètres.	5 mètres.	5 mètres.	5 mètres.	»	
p	1	1	1	1	1	»	
q	1	1	1	1	1	»	
r	1	1	1	1	1	»	
s	1	1	1	1	1	»	
t	1	1	1	1	1	»	
u	6	6	6	6	6	»	
v	1	1	1	1	1	»	
x	1	1	1	1	1	»	
y	1	1	6	6	6	»	
z	1	1	1	1	1	»	
a	2	2	2	2	2	»	
b	6	6	6	6	6	»	
c	1	1	1	1	1	»	
d	1	1	1	1	1	»	
e	1	1	1	1	1	»	
f	1	1	1	1	1	»	
g	1	1	1	1	6	»	

INSTRUCTION MÉDICALE

POUR SERVIR DE

GUIDE AUX CAPITAINES DES BATIMENTS DE COMMERCE

DÉPOURVUS DE MÉDECINS

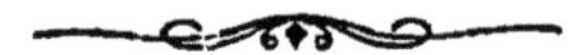

Cette instruction comprend quatre parties :

La **PREMIÈRE PARTIE** est une énumération des *médicaments et objets de pansement* mis à la disposition des capitaines, avec les indications nécessaires sur leur mode d'emploi.

La **DEUXIÈME PARTIE** énumère les *maladies* les plus fréquentes à bord, donne les moyens de les reconnaître, et indique les soins à donner aux malades.

La **TROISIÈME PARTIE** contient les soins à donner aux *blessés et aux victimes d'accidents*.

La **QUATRIÈME PARTIE** résume enfin les *précautions hygiéniques* à prendre pour maintenir les équipages en bonne santé.

Iʳᵉ PARTIE.

ÉNUMÉRATION DES MÉDICAMENTS ET OBJETS DE PANSEMENT AVEC LE MODE D'EMPLOI.

1° Médicaments pour l'usage interne.

4. ALCOOLAT DE COCHLÉARIA. — Une cuillerée à café dans un verre d'eau en gargarisme contre les maladies des gencives et le scorbut.

Dans le cas de scorbut, une cuillerée à bouche dans un verre d'eau sucrée, pour *boire* dans la journée.

6. ALCOOLÉ DE QUINQUINA. — Se donne en potion, à la dose de 40 gouttes dans un peu de vin sucré, aux convalescents, ou, dans les maladies graves, en cas de grande faiblesse.

On peut aussi préparer d'avance du *vin de quinquina*, en mettant, pour 1 litre de vin, 60 grammes d'alcoolé de quinquina, c'est-à-dire deux fois le contenu de l'éprouvette graduée (102). Ce vin de quinquina sera avantageusement donné à la dose d'un verre à bordeaux par jour aux hommes qui ont eu la fièvre intermittente. Le vin de quinquina se prend après le repas; jamais à jeun.

7. ANTIPYRINE. — Se donne à la dose de 1 à 3 paquets tous les quarts d'heure dans un peu d'eau sucrée. On commence donc par un paquet; si l'on n'est pas soulagé, un quart d'heure après on en prend un second, un quart d'heure après on peut encore en prendre un troisième, etc.; mais jamais on ne doit dépasser en tout quatre paquets.

Se donne contre les violentes douleurs, comme la sciatique et les douleurs de dents, spécialement dans les fort maux de tête et la migraine.

12. CHLORATE DE POTASSE. — Un paquet dissous dans un verre d'eau tiède pour se gargariser pendant la journée. Après s'être gargarisé avec, il faut avaler.

Dans les cas de maux de gorge et de gencives malades saignantes.

15. CHLORHYDRATE DE QUININE. — Contre la fièvre intermittente. Donner, par jour, deux paquets dans les mers d'Europe. Aller jusqu'à trois paquets dans les pays chauds.

Quand la fièvre a été coupée, avoir bien soin, pour l'empêcher de revenir, de donner au malade un paquet tous les sept jours pendant deux mois au moins.

18. ÉTHER SULFURIQUE. — Vingt gouttes dans un verre d'eau sucrée pour calmer les coliques.

19. EXTRAIT DE RÉGLISSE. — Se donne à sucer dans les maladies où la toux est pénible, quand la voix est rauque.

Sert aussi à faire des tisanes quand la soif est ardente et dans les cas de chaude-pisse.

20. HUILE DE RICIN. — C'est un purgatif; se donne à jeun, à la dose de deux cuillerées à soupe dans un peu de bouillon ou de café noir.

Dans le cas de coliques avec constipation et toutes les fois qu'un malade reste deux jours sans aller à la selle.

22. IPÉCA EN POUDRE. — C'est un vomitif.

Trois paquets pris, à 5 minutes d'intervalle, dans un peu d'eau et suivis de quelques verres d'eau tiède, font sûrement vomir.

Dans les cas de maux de gorge, de bronchite, d'indigestion, d'empoisonnement.

L'ipéca est encore un excellent remède contre la dysenterie; mais, dans ce cas, comme nous le verrons au sujet de cette maladie, il ne s'agit pas de faire vomir le malade, et on l'administre d'une autre façon.

26. LAUDANUM. — Vingt gouttes dans un demi-verre d'eau sucrée pour 24 heures. Chez les sujets au-dessous de 20 ans, on donnera autant de gouttes que le sujet compte d'années; ainsi, à un sujet de 13 ans, on donnera 13 gouttes. Se servir toujours du compte-gouttes.

Pour calmer la toux en cas de bronchite.

Mélangé au sous-nitrate de bismuth pour soigner la diarrhée et la dysenterie.

Se donne aussi en lavement à la dose de 15 gouttes dans un demi-verre d'eau tiède dans les cas de coliques très violentes.

30. OPIAT. — Gros comme une noix par jour en cas de chaude-pisse, quand la douleur a diminué.

On peut le prendre en petites boulettes dans du papier à cigarettes, pour ne pas sentir le goût.

33. SALICYLATE DE SOUDE. — Un à deux paquets par jour dans un grand verre d'eau, à prendre par petites gorgées dans la journée en c.s de rhumatisme aigu avec fièvre. Cesser le médicament dès que le malade n'a plus de fièvre.

41. SOUS-NITRATE DE BISMUTH. — Un paquet mélangé avec 20 gouttes de laudanum dans un verre d'eau sucrée contre la diarrhée et la dysenterie, à prendre en quatre fois, pour une journée.

43. SULFATE DE SOUDE. — C'est un purgatif. Un paquet dissous dans un verre d'eau chaude, à boire à jeun quand il est refroidi.

Si la provision de sulfate de soude se trouvait accidentellement épuisée, on pourrait purger le malade avec un verre d'eau de mer.

2° Médicaments pour l'usage externe.

46. ACIDE BORIQUE. — L'acide borique est en paquets, mais s'emploie en solution comme l'acide phénique.

La solution boriquée se prépare en mettant un paquet d'acide borique à dissoudre dans un litre d'eau chaude.

Cette solution sert à faire le lavage et le pansement des plaies qui siègent près des yeux ou de la bouche. Elle sert aussi à laver les yeux en cas de conjonctivite, maladies des yeux.

Enfin, elle sert à se gargariser en cas d'angine, maux de gorge.

47. ACIDE PHÉNIQUE EN SOLUTION DANS GLYCÉRINE (A POIDS ÉGAUX). — C'est une solution concentrée, en vue de ménager la place, pour préparer la solution à 5 p. 100 (48) quand cette dernière est épuisée.

Cette solution concentrée est non seulement un poison mais un caustique violent; aussi, faut-il éviter soigneusement d'en laisser sur les mains et les doigts.

Pour préparer la solution à 5 p. 100 (48) avec cette solution concentrée (47), on verse dans un litre trois pleines éprouvettes (9 centilitres) de cette solution concentrée (47). On obtient ainsi une solution qui est à très peu de chose près semblable à la solution désirée (48), c'est-à-dire à 5 p. 100.

48. SOLUTION PHÉNIQUÉE A 5 P. 100. — S'emploie mélangée à l'eau chaude, à parties égales:

1° Pour donner des bains de mains tièdes dans les cas de panaris et de phlegmon de la main ;

2° Pour laver, après savonnage, les mains de la personne qui doit faire un pansement ;

3° Pour laver les plaies à l'aide de petits tampons de coton ou d'étoupe avant de les panser ;

4° Pour imbiber les pièces de pansement ;

5° Pour faire des cataplasmes antiseptiques.

49. ALCOOL CAMPHRÉ. — S'emploie pur en frictions dans les douleurs, les entorses.

S'emploie étendu de quatre fois son volume d'eau pour imbiber les compresses appliquées sur les contusions et meurtrissures, quand il n'y a pas de plaie.

51. CHLORURE DE CHAUX SEC. — C'est une poudre blanche à odeur très forte. C'est le meilleur *désinfectant* pour les locaux.

Pour s'en servir comme désinfectant, on en délaye avec un peu d'eau dans des assiettes que l'on place dans les endroits à désinfecter et qui sentent mauvais, les bouteilles par exemple, — on peut le projeter tel quel dans les cuvettes des bouteilles ; — on peut encore en faire une solution avec laquelle on lavera la muraille des réduits infectés. Enfin, quand on badigeonne au lait de chaux l'intérieur du navire, il est bon d'ajouter à ce lait de chaux un peu de chlorure de chaux.

56. DIACHYLON. — Pour l'usage, on le découpe en bandelettes larges d'environ 1 centimètre, et plus ou moins longues, suivant les cas.

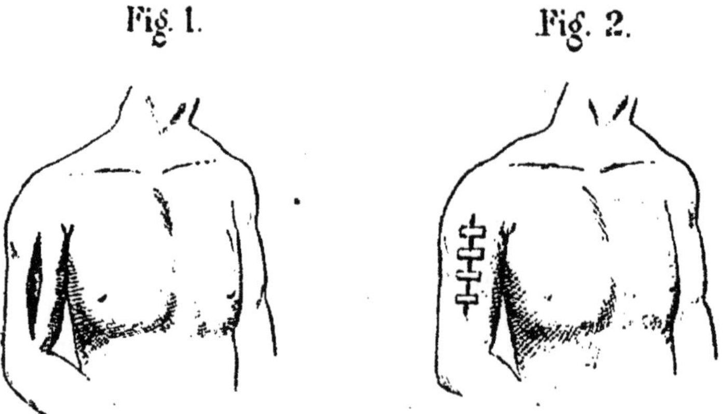

Fig 1 Plaie du bras par coup de couteau. Bords écartés.
Fig 2. Bords rapprochés par des bandelettes de diachylum.

Ces bandelettes servent à rapprocher les bords d'une plaie quand ils sont écartés (*fig.* 1 et 2).

On les applique encore sur les vieilles plaies ou ulcères (après avoir légè-

rement saupoudré ces plaies avec de l'iodoforme). On croise les bandelettes les unes sur les autres (*fig.* 3 et 4), de façon qu'un des bords recouvre légère-

Fig. 3.   Fig. 4.

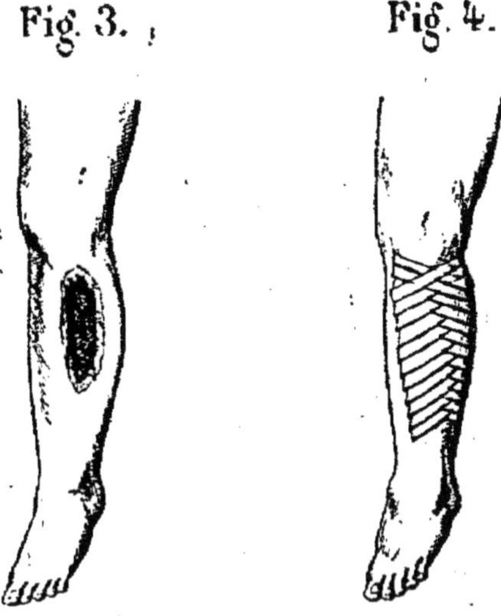

Fig. 3. Plaie de la jambe causée par une congélation locale.
Fig. 4. Pansée avec bandelettes de diachylum.

ment le bord de la bandelette qui est au-dessous ainsi que l'indique la figure 4. On termine le pansement en mettant une couche de coton et une bande. Refaire ce pansement tous les trois ou quatre jours.

60. FARINE DE GRAINE DE LIN DÉSHUILÉE. — Sert à faire des cataplasmes. Avoir bien soin de n'employer le cataplasme de farine de graine de lin que quand il n'y a pas de plaie et que la peau n'est pas entamée. Quand il y a plaie, quand la peau est entamée, il faut se servir du cataplasme antiseptique qu'on prépare de la manière suivante :

CATAPLASME ANTISEPTIQUE. — Le cataplasme antiseptique se fait en trempant un morceau de coton ou d'étoupe dans la solution phéniquée chaude. On applique ce morceau ainsi imbibé sur la partie malade et on le recouvre d'un morceau de toile caoutchoutée mince, puis on fixe le tout avec un bandage.

Règle générale, quel que soit le cas, il est plus prudent de n'employer que les cataplasmes antiseptiques.

62. IODOFORME. — Poudre jaune qui sert à saupoudrer les plaies, les ulcères, avant d'appliquer le pansement.

Sert à faire le pansement des chancres.

64. ONGUENT MERCURIEL. — En prendre gros comme une noisette. Sert à faire des onctions sur les bubons et toutes les grosseurs qu'on appelle glandes, dans l'aisselle, les aines, etc.

Très utile en frictions pour détruire les poux et autres insectes qui vivent sur les gens malpropres.

66. Pommade d'Helmerich. — Pommade soufrée employée dans le traitement de la gale.

67. Sinapismes (moutarde en feuilles). — Tremper la feuille dans l'eau froide ou mieux tiède et l'appliquer directement sur la peau ; la retirer après un quart d'heure au plus.

Dans les cas de douleur à la poitrine, point de côté.

68. Sparadrap vésicant (vésicatoire). — S'applique après avoir fait légèrement chauffer le *sparadrap*. Après douze heures, enlever le sparadrap et panser comme une brûlure avec la vaseline boriquée.

S'emploie en cas de douleur persistante de la poitrine.

73. Teinture d'iode. — Sert à faire des badigeonnages sur la poitrine dans les cas de bronchite persistante. Pour cela, on fait un petit tampon de coton ou d'étoupe monté sur un morceau de bois en le roulant avec le doigt.

Sert aussi à cautériser la gorge dans les cas de diphtérie.

74. Vaseline boriquée. — Sert à panser les brûlures, les engelures, les crevasses aux mains causées par le froid et l'eau de mer. On graisse, à l'aide de la spatule, un morceau de gaze, et on l'applique sur les plaies.

3° Objets de pansement.

75. Bandages de corps. — Servent au tronc (*fig.* 5) dans le cas de frac-

Fig. 5.

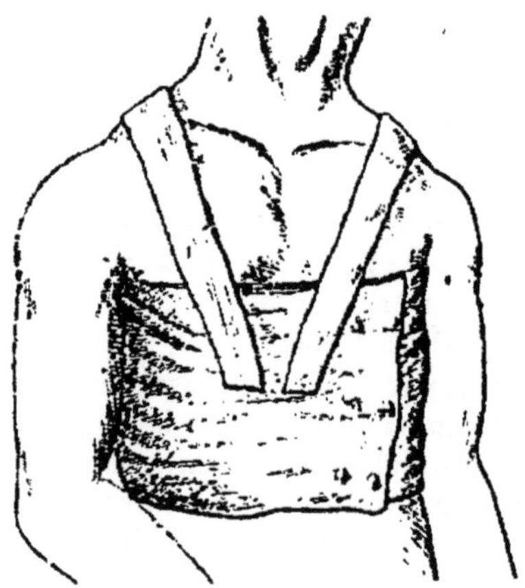

Bandage de corps appliqué.

ture de côtes et pour maintenir un vésicatoire ou un pansement sur la poitrine.

76. Doigtiers en peau de mouton. — Servent à protéger les pansements appliqués sur les panaris et les plaies aux doigts.

77. Suspensoirs. — Tout homme qui a la chaude-pisse doit être porteur d'un suspensoir pour éviter l'orchite.

78. Triangles variés (écharpes et bandages). — Servent à la tête, au cou, à l'aine, etc. (*fig.* 6); sont utiles aussi pour faire des écharpes (*fig.* 12).

Fig. 6.

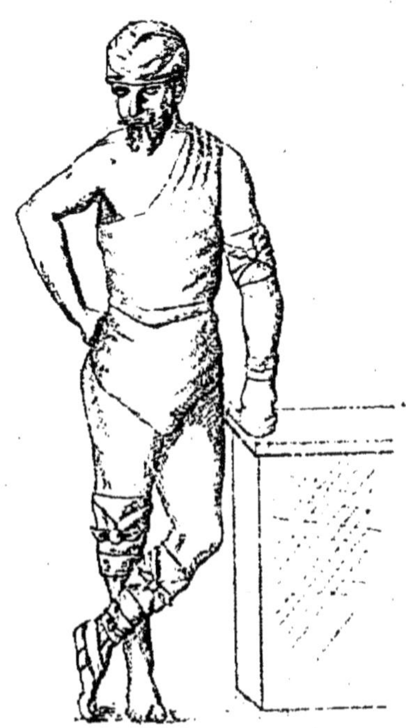

Applications des triangles de pansement _ Tête _ Thorax. Ventre _ Bras _ Main _ Genou. Jambe _ Pied.

79. Bandes de gaze purifiée phéniquée. — Servent à fixer les pansements faits à la main, au bras, au pied, à la jambe, à la cuisse.

80. Bandes roulées en toile. — Servent à fixer les cataplasmes et à arrêter les hémorragies.

81. Bande en caoutchouc. — Sert spécialement pour arrêter les hémorragies.

82. Compresses de gaze purifiée phéniquée. — Servent au pansement des plaies et s'appliquent directement sur les plaies.

83. Coton absorbant dit hydrophile phéniqué. — Sert à faire des cataplasmes antiseptiques et entre dans le pansement des plaies.

84. Étoupe purifiée phéniquée. — Mêmes usages que le coton.

85. Gaze purifiée phéniquée. — Constitue une réserve dans le cas où les compresses de gaze sont épuisées.

86. Linge à pansement (grand linge). — C'est encore une réserve. Sert à tailler des bandages à fractures, des triangles, des écharpes, des bandes.

87. Toile caoutchoutée mince. — Se découpe en morceaux pour recouvrir les pansements, les cataplasmes antiseptiques.

Les différentes pièces qui entrent dans un pansement étant maintenant connues, voici comment on les dispose :

Comment on fait un pansement.

On commence par préparer la solution phéniquée convenable, en mélangeant la solution à 5 p. 100 (48) avec de l'eau chaude à parties égales, après quoi :

1º Avant de toucher le blessé, se laver soigneusement les mains avec de l'eau et du savon d'abord, puis avec de la solution phéniquée ;

2º Laver la plaie et la peau environnante à la solution phéniquée, avec de petits tampons de coton ou d'étoupe, qui servent d'éponge, puis bien étancher avec de petits tampons secs d'étoupe purifiée ou de coton ;

3º Saupoudrer la plaie avec un peu de poudre d'iodoforme ;

4º Appliquer sur la plaie une compresse de gaze trempée dans la solution phéniquée, et plus grande que la plaie, de façon qu'elle déborde de partout ;

5º Appliquer une couche d'étoupe purifiée ou de coton ;

6º Placer sur le tout un carré de toile caoutchoutée mince, en ayant soin de faire déborder ;

7º Fixer ces différentes pièces de pansement avec une bande de gaze, ou un bandage de corps, ou encore un triangle, suivant la partie du corps blessée ;

Enfin, placer le blessé dans la position allongée, si c'est le membre inférieur qui est atteint.

Si la blessure siège au membre supérieur, soutenir ce membre avec une écharpe.

Commencer toujours à appliquer les bandes de bas en haut, c'est-à-dire de la main vers l'épaule, du pied vers la cuisse, et jamais de haut en bas.

Ne pas trop serrer.

Ce pansement doit rester en place plusieurs jours si la plaie ne suppure pas.

Ne jamais conserver un pansement qui a servi, et détruire immédiatement toutes les pièces de pansement qui ont été souillées par le sang ou le pus.

IIe PARTIE.

NOTICE SUR LES MALADIES LES PLUS FRÉQUENTES PARMI LES MARINS.

Lorsqu'un homme se plaint d'être malade, deux cas peuvent se présenter :

1° Ou bien il montre une lésion apparente, facile à reconnaître à la vue, comme un doigt enflé et rouge, un chancre, un écoulement, etc.;

2° Ou bien il se plaint d'un mal qui ne peut être vérifié par la vue, comme une douleur au ventre, à la poitrine, etc.

Dans les deux cas, il faut l'interroger avec soin sur les points suivants :

1° Où a-t-il mal? Quel genre de douleur il éprouve? S'il a des élancements?

2° Comment son mal lui est-il venu?

3° S'il a ou s'il a eu de la fièvre? Un frisson? Du tremblement? Des sueurs?

Il faut alors s'assurer que l'homme a de la fièvre et se rappeler que quelquefois il peut en avoir, bien qu'il ne s'en aperçoive pas.

Chacune de ces indications a son utilité pour permettre de déterminer, autant que possible, la nature de la maladie et, par suite, le remède auquel on doit recourir.

Moyens sommaires de reconnaître si un malade a de la fièvre.

L'homme qui a de la fièvre se plaint de douleurs à la tête, dans les reins, dans les membres; la bouche est sèche; la salive manque; la langue est pâteuse et blanche; parfois elle se durcit et se fendille; soif vive; pas d'appétit; ordinairement de la constipation.

La peau est sèche, brûlante; à la fin de la fièvre elle se couvre de sueur.

Enfin, le malade respire plus vite : 30 ou 40 fois par minute, et son pouls bat plus vite.

Sauf le cas de fièvre intermittente, la fièvre n'est pas une maladie; c'est un état qui accompagne beaucoup d'autres maladies.

CHAPITRE PREMIER.

MALADIES QUI SE VOIENT.

Si l'homme qui se plaint montre une lésion apparente, ce sera le plus souvent une des maladies suivantes :

I. Abcès. — Phlegmons.
II. Furoncle ou clou.
III. Panaris.
IV. Ulcères.
V. Congélation. — Engelures. — Crevasses.
VI. Gale.
VII. Conjonctivite. — Maux d'yeux.
VIII. Maux d'oreilles.
IX. Chaude-pisse. — Orchite.
X. Chancres mous. — Bubon.
XI. Chancre infectant. — Syphilis.
XII. Hernie.

I. ABCÈS. — PHLEGMON. — Le malade fait voir une partie du corps enflée, rouge, chaude, dure au toucher; il éprouve une douleur vive, sourde les premiers jours, avec des élancements comme des pointes d'aiguilles les jours suivants.

Il a ordinairement de la fièvre et ne peut pas dormir.

Plus tard, la partie gonflée se ramollit; il se forme une tache blanche qui se détache, et il coule du pus.

Le phlegmon est un grand abcès qui occupe quelquefois tout un membre.

Traitement. — Repos; recouvrir l'abcès avec un cataplasme antiseptique (voir page 17). Humecter ce pansement avec la solution phéniquée plusieurs fois par jour, dès qu'il devient sec ou donne une sensation de chaleur pénible.

Si l'abcès siège à la main ou au pied, donner trois fois par jour un bain de pied ou de main avec la solution phéniquée chaude.

Lorsque l'abcès est ouvert, le panser comme une plaie simple (voir page 20).

II. FURONCLE ou CLOU. — Sorte de petit abcès avec une petite saillie pointue au centre. Celle-ci devient blanche après deux ou trois jours, s'ouvre et laisse sortir un petit amas de pus, appelé *bourbillon.*

Traitement. — Le même que pour les abcès, avant qu'il soit ouvert; le panser comme une plaie après l'ouverture.

III. PANARIS. — C'est un abcès d'un doigt. Douleur vive, avec élancements; gonflement du doigt; pas de sommeil. Ordinairement, vient après une coupure, une écorchure, une ampoule, un durillon, ou à la suite d'une piqûre par un éclis, un hameçon, un piquant de poisson.

Traitement. — Comme pour les abcès, donner trois fois par jour un bain de main dans la solution phéniquée chaude.

Quand l'homme recommence à travailler, protéger son pansement avec un doigtier en peau.

N. B. — Dans le cas d'abcès, phlegmon, panaris, si l'on peut trouver un médecin, ne pas hésiter à faire ouvrir l'abcès dès le début.

IV. ULCÈRE. — C'est une vieille plaie qui ne guérit pas.

Traitement. — On peut le panser comme une plaie simple, c'est-à-dire avec iodoforme, compresse de gaze, étoupe purifiée et bande.

Si la guérison tarde trop, le panser (après avoir saupoudré légèrement la plaie d'iodoforme) avec des bandelettes de diachylon croisées et se recouvrant (page 17, *fig.* 4).

V. Congélation, Engelures, Crevasses. — L'engelure, fréquente surtout sur les mousses et les novices, est le premier degré de la congélation.

Souvent l'engelure s'accompagne de bouffies pleines d'eau et de crevasses, qui forment des plaies ; c'est le deuxième degré de la congélation.

Enfin, quand l'action du froid a été forte et prolongée, la partie frappée est gelée, privée de sang, comme morte ; c'est le troisième degré.

Traitement. — Dans les deux premiers degrés, panser avec de la vaseline boriquée, une petite compresse de gaze et de l'étoupe purifiée.

Dans le troisième degré, éviter surtout d'approcher du feu la partie gelée ; la frotter doucement avec de l'eau froide pour la rappeler à la vie, et, quand elle commence à rougir, la panser comme une engelure simple.

VI. Gale. — Démangeaison atroce de tout le corps, surtout pendant la nuit. Petits boutons rouges, généralement écorchés par le malade en se grattant, siégeant surtout aux cuisses, au ventre, aux bras, aux mains, entre les doigts.

Ce n'est pas une maladie du sang. Elle est due à un insecte tellement petit, qu'il ne peut se voir qu'à la loupe. Cet animal travaille la peau comme la taupe travaille le sol.

Pour se guérir complètement de la gale, il faut, d'un seul coup, tuer tous ces parasites, sans quoi ceux qui restent font de nouvelles nichées.

Ces insectes n'envahissent pas toute l'étendue de la peau ; ainsi, il n'y en a jamais dans le dos.

Le malade peut atteindre avec les mains tous les endroits de son corps où ils peuvent se loger ; c'est fort heureux ! car le malade peut se traiter, c'est-à-dire se frotter lui-même.

Traitement. — Préparer de l'eau chaude et du savon ; prendre de préférence du savon noir, qu'on appelle aussi savon vert, savon mou, savon à la potasse.

Se déshabiller complètement.

1° Pendant une demi-heure, se savonner, sauf la tête, toutes les parties du corps que l'on peut atteindre avec les mains, y compris la verge ; insister surtout au ventre, à l'intérieur des cuisses, aux chevilles, aux bras, aux poignets, entre les doigts ;

2° Si l'on a une baignoire, prendre un bain chaud d'une demi-heure.

Si l'on n'a pas de baignoire, se bien laver le corps à l'eau chaude pendant le même espace de temps ;

3° Après s'être bien essuyé, prendre de la pommade d'Helmerich dans la paume des mains et se frotter pendant une demi-heure avec cette pommade toutes les parties du corps que l'on peut atteindre, sauf la tête qui n'a jamais de gale ; insister sur les endroits signalés plus haut au sujet du savon.

Ainsi, en une heure et demie, on peut, si l'on s'y applique convenablement, se débarrasser radicalement de la gale.

Douze heures après l'application de la pommade, comme propreté, on se lave le corps à l'eau chaude et au savon.

La gale est très contagieuse ; il faut avoir bien soin de faire passer à l'eau bouillante les vêtements et le linge des galeux.

VII. Conjonctivite ; maux d'yeux. — L'œil est rouge ; les paupières sont un peu gonflées et collées le matin ; le malade éprouve une sensation de graviers dans l'œil ; il craint la lumière.

Traitement. — Laver l'œil cinq ou six fois par jour avec la solution boriquée tiède et appliquer sur l'œil une compresse de gaze trempée dans la solution boriquée. Bandeau léger pour fixer le tout.

Souvent l'inflammation de l'œil est due à un corps étranger — grain de poussière ou surtout escarbille — qui est collé sous les paupières.

S'il est logé sous la paupière inférieure, il suffit d'abaisser franchement la paupière inférieure avec l'index de la main gauche ; on voit le corps étranger, et, avec une petite baguette de papier roulé, on peut facilement l'enlever.

Si le corps étranger est logé sous la paupière supérieure, il est impossible, en élevant la paupière supérieure, de le voir. Dans ce cas, pour débarrasser le patient de ce corps étranger, voici la plus simple et la meilleure manœuvre : on dit au malade de regarder fortement en haut ; avec le pouce et l'index de la main droite, on saisit les cils de la paupière supérieure, en en prenant le plus possible ; on tire la paupière supérieure en avant et en bas, de manière à la porter sur la paupière inférieure, et on lâche le tout. Le malade ouvre l'œil, et le corps étranger, qui était collé contre la face profonde de la paupière supérieure, est balayé par les cils de la paupière inférieure.

VIII. Maux d'oreilles. — Douleur et gonflement dans l'oreille, suivis souvent d'un écoulement de pus.

Traitement. — Faire des lavages fréquents à l'aide de la seringue avec la solution boriquée tiède.

Petit tampon de coton ou d'étoupe dans l'oreille.

IX. Chaude-pisse. — Écoulement goutte à goutte par le canal de l'urètre, blanc, jaunâtre ou verdâtre, quelquefois avec un peu de sang. Douleur plus ou moins vive ; cuisson en urinant. Le malade sait généralement ce qu'il a.

Traitement. — Repos et suspensoir pour éviter une orchite. Supprimer le vin et le tafia ; donner largement de la tisane de réglisse. (Voir page 14.)

Au bout de quelques jours, quand la douleur a diminué, donner, par jour, une cuillerée à café d'opiat. (Voir page 15.)

Donner au malade du linge et de l'eau boriquée tiède pour qu'il se lave fréquemment. Veiller à ce qu'il observe la propreté la plus minutieuse et bien lui recommander de ne pas porter les mains souillées à ses yeux ; il pourrait perdre la vue.

Quand, malgré les précautions, survient une orchite ou gonflement douloureux du testicule, il faut d'abord mettre le malade au repos le plus absolu, puis prendre gros comme une noisette d'onguent mercuriel, bien graisser la partie malade et maintenir par-dessus des cataplasmes.

X. Chancres mous. — Bubon. — Une ou plusieurs petites plaies sur le gland ou autour du gland. Ordinairement, il survient une ou plusieurs grosseurs dans l'aine; quelquefois il arrive qu'une de ces grosseurs s'enflamme et s'ouvre comme un abcès; c'est un *bubon.*

Les chancres mous paraissent trois à cinq jours après que l'homme s'est exposé à les contracter.

Traitement.—Propreté minutieuse; bains locaux fréquents, avec la solution phéniquée. Pansement avec un peu de poudre d'iodoforme pour les chancres.

Pansement du bubon avec de l'onguent mercuriel et des cataplasmes avant qu'il soit ouvert. Après l'ouverture, le panser comme une plaie.

XI. Chancre infectant. — Syphilis. — Le chancre infectant est celui de la syphilis ou vérole. Heureusement rare relativement au chancre mou.

Petite plaie, couleur jambon, dure comme du parchemin, qui guérit facilement. Se montre plus tard que le chancre mou.

Fatalement, six semaines environ après le début du chancre infectant, la syphilis se déclare par des taches à la peau, des plaques à la bouche et à l'anus; les cheveux tombent par places.

La syphilis n'entraîne aucun danger immédiat et n'empêche pas les hommes de faire leur service; mais, au point de vue de l'avenir, il faut, dès qu'on le peut, s'adresser à un médecin pour qu'il indique le traitement à suivre.

En cas de plaques à la bouche, le malade, pour ne pas contaminer ses camarades, doit avoir sa cuiller à lui et ne pas se servir du gobelet du charnier.

XII. Hernie. — C'est une petite grosseur dans le pli de l'aine, molle, élastique, qui sort en toussant ou en faisant un effort, et, en général, rentre facilement, en pressant dessus avec la main, surtout si le malade a soin de se coucher sur le dos et de relever les genoux.

Traitement. — Ordinairement, l'homme qui a une hernie sait la faire rentrer lui-même et possède déjà un bandage herniaire. Le rôle du capitaine se borne donc à lui délivrer un bandage neuf, lorsque le sien est détérioré ou usé.

Il faut avoir bien soin de ne jamais maintenir le bandage sur une hernie qui n'est pas rentrée.

Le malade, aussitôt qu'il s'aperçoit que sa hernie est sortie sous son bandage, doit enlever immédiatement ce bandage. Pour faire rentrer sa hernie, il se couche sur le dos, les genoux relevés; il presse avec la main sur la hernie avec ménagement, mais en insistant un certain temps; quand la hernie est rentrée, il met le bandage en place.

Si un homme atteint de hernie ne peut plus la faire rentrer, souffre beaucoup, a des envies de vomir ou des vomissements, le cas est grave. Si le navire est au mouillage, il faut d'urgence envoyer le malade à l'hôpital.

Si l'on est en mer, voici la conduite à tenir :

Si les ressources du bord le permettent, le plonger dans un bain chaud prolongé; très souvent, après ce bain prolongé, la hernie rentrera facilement.

La hernie n'étant pas rentrée, avec ou sans bain, mettre le malade au repos le plus absolu, couché sur le dos, les genoux relevés; lui administrer un lavement purgatif avec un demi-paquet de sulfate de soude. Si l'on a de la glace à bord, en mettre dans un morceau de toile caoutchoutée, que l'on maintient sur la hernie. Si l'on n'a pas de glace, appliquer sur la hernie un cataplasme de farine de graine de lin, arrosé de 40 gouttes de laudanum.

CHAPITRE II.

MALADIES QUI NE SE VOIENT PAS.

Le malade n'a aucune lésion apparente; il se plaint d'un mal qui ne peut être vérifié par la vue.

C'est alors que l'interrogation méthodique (voir page 21) acquiert encore plus d'importance et aidera à rechercher les maladies suivantes, qui se présentent le plus souvent parmi les marins :

    I. Rhume, bronchite. — Fluxion de poitrine. — Pleurésie.
    II. Maux de gorge, angine. — Diphtérie.
    III. Indigestion, empoisonnement.
    IV. Indisposition, courbature, embarras gastrique.
    V. Fièvre typhoïde.
    VI. Coliques simples. — Coliques de plomb.
    VII. Diarrhée.
    VIII. Dysenterie.
    IX. Rhumatisme et douleurs rhumatismales.
    X. Scorbut.
    XI. Fièvre intermittente simple. — Fièvres pernicieuses.

I. RHUME, BRONCHITE. — FLUXION DE POITRINE. — PLEURÉSIE. — *Le rhume ou bronchite* commence ordinairement par un rhume de cerveau, puis le malade se plaint d'une douleur sur le devant de la poitrine; mal de tête. Il est oppressé, sa respiration est sifflante et il a de la fièvre. Toux sèche, douloureuse, qui l'empêche de dormir.

Les jours suivants, la toux devient grasse et le malade commence à cracher.

Si le malade avait un point de côté au niveau du sein, s'il a eu un grand frisson, si le mal de tête est très fort et la fièvre intense; enfin, si les crachats sont jus d'orange ou rougeâtres, c'est une *fluxion de poitrine*.

S'il y a un point de côté avec fièvre, toux fréquente, mais sans crachats, c'est une *pleurésie*.

Traitement. — Toujours repos et chaleur. S'il n'y a que de la *bronchite*, vomitif : trois paquets d'ipéca (voir page 14).

Badigeonnage de teinture d'iode sur le devant de la poitrine. Le soir, un verre de vin chaud.

Si la toux empêche le malade de dormir, donner vingt gouttes de laudanum dans un verre d'eau sucrée.

S'il y a *fluxion de poitrine*, mêmes soins que pour la bronchite; de plus, un sinapisme sur le côté douloureux (voir page 18). Si le malade est âgé et a du délire, lui donner un petit verre de *bon tafia* par jour.

Enfin, s'il y a *pleurésie*, mêmes soins que dans la bronchite; de plus, un vésicatoire sur le côté douloureux (voir page 18).

Quand un homme sujet à la toux crache du sang rouge (*hémoptysie*), le condamner au repos le plus absolu, lui appliquer plusieurs sinapismes sur les cuisses (voir page 18) et lui donner à boire froid. Si c'est possible, lui faire sucer des morceaux de glace.

II. MAUX DE GORGE, ANGINE. — DIPHTÉRIE. — Douleur dans la gorge s'étendant quelquefois aux oreilles. Le malade a de la peine à avaler sa salive, à parler, même à ouvrir la bouche. Il ne peut manger et a plus ou moins de fièvre.

En abaissant la langue avec le manche de la cuiller et regardant dans le fond de la gorge, on la voit très rouge, gonflée, couverte de glaires et quelquefois de petits points blancs isolés.

Quand, au lieu de points blancs isolés, on voit des plaques blanches, il faut craindre la *diphtérie*, qui est une maladie grave.

Traitement. — Faire vomir avec trois paquets d'ipéca (voir page 14); faire, avec un paquet de chlorate de potasse et un verre d'eau sucrée, un gargarisme (voir page 14) avec lequel le malade se gargarisera plusieurs fois dans la journée; il est bon d'avaler ce gargarisme.

Dans les intervalles, le malade se gargarisera très souvent avec la solution boriquée chaude (voir page 15) qu'il ne devra pas avaler.

Nourrir le malade avec des bouillies, qu'il avalera plus facilement, et lui donner du vin et un peu de *bonne* eau-de-vie.

Quand l'angine se complique de *diphtérie*, c'est-à-dire quand on voit au fond de la gorge des plaques blanches, il faut faire quelque chose de plus : on roule un petit tampon d'ouate ou d'étoupe au bout d'un petit morceau de bois, on imbibe le tampon de teinture d'iode et l'on touche deux fois par jour les plaques blanches.

La diphtérie est très contagieuse; aussi faut-il toujours isoler rigoureusement les malades qui en sont atteints et passer à l'eau bouillante les cuillers et autres objets qui leur ont servi, ainsi que leur linge et leurs effets.

III. INDIGESTION. — EMPOISONNEMENT. — Survient quelque temps après le repas ou après des excès de boisson à terre; quelquefois à la suite de l'ingestion de moules, de poisson avarié ou de conserves de mauvaise qualité. Pesanteur de l'estomac, douleurs dans le ventre, mal de tête, envie de vomir.

Traitement. — Trois paquets d'ipéca comme vomitif (voir page 14), comme boisson, du thé. Ne pas manger. Si les douleurs persistent, vingt gouttes de laudanum avec vingt gouttes d'éther dans un verre d'eau sucrée.

IV. INDISPOSITION. — COURBATURE. — EMBARRAS GASTRIQUE. — Le malade est mal en train, se plaint de malaise général, mal de tête, douleurs dans les reins et les jambes, envie de vomir. La langue est blanche, pâteuse; pas d'appétit, souvent de la fièvre. Le malade est à surveiller parce que la *fièvre typhoïde* commence ainsi.

Traitement. — Un paquet de sulfate de soude comme purgatif; thé léger comme boisson. Alimentation légère, soupe.

V. Fièvre typhoïde. — Commence par un embarras gastrique, puis, au lieu de diminuer, la fièvre augmente, le malade souffre de la tête, parfois saigne du nez, sa langue devient sèche et se fendille, il a mal au ventre et de de la diarrhée, souvent du délire.

Cette maladie est grave et dure plusieurs semaines.

Traitement. — Laisser boire à volonté le malade, même de l'eau simple, s'il la préfère. Donner trois fois, à quatre jours d'intervalle, un demi-paquet de sulfate de soude comme purge légère. Nourrir le malade avec des aliments liquides : lait, bouillon, jus de viande, vin. Ne pas donner d'aliments solides tant qu'il y a de la fièvre.

VI. Coliques. — Il faut distinguer les coliques simples et les coliques de plomb :

1° Coliques simples. — Douleur de ventre sans diarrhée, sans envie de vomir.

Traitement. — Donner vingt gouttes de laudanum avec vingt gouttes d'éther dans un peu d'eau sucrée.

Si le malade est constipé, lui donner deux cuillerées d'huile de ricin comme purgatif.

2° Coliques de plomb. — Souvent il arrive que les mécaniciens, après avoir travaillé plusieurs jours dans le *minium*, sont pris de coliques violentes avec constipation opiniâtre qui peut durer plusieurs jours. Cet état est dû à l'empoisonnement lent par le plomb contenu dans le minium. Les hommes ainsi atteints présentent généralement sur les gencives, au niveau de la racine des dents, un liséré gris bleuâtre. A la longue, si le malade n'a pas recours à un traitement approprié, il finit par avoir de la paralysie des mains et des avant-bras.

Traitement. — Il faut purger le malade avec l'huile de ricin; très souvent une première dose ne suffit pas, il faut y revenir jusqu'à ce que le malade soit allé à la selle. Le bain chaud est excellent dans les coliques de plomb; là où il y a des mécaniciens on peut prendre un bain. Si, pour une raison ou pour une autre, le bain chaud est impossible, grand cataplasme sur le ventre.

Précautions hygiéniques pour éviter les coliques de plomb. — La peinture humide au minium n'est pas dangereuse; ce qui est dangereux, c'est la poussière de minium que l'on respire, soit quand on prépare la peinture, soit quand on gratte une vieille peinture sèche. Une bonne précaution consisterait, pendant qu'on manie le minium sec, à se couvrir la bouche et le nez avec un tissu léger. On respirerait à travers ce tissu, qui retiendrait au moins en grande partie la poussière de minium. Quand on a manié le minium, on doit toujours avoir soin de se nettoyer les mains, d'abord avec de l'huile, puis avec de l'eau chaude et du savon.

VII. DIARRHÉE. — Le malade a des douleurs de ventre, il a des selles liquides mais pas de sang dans les selles; l'appétit manque; le malade a grand soif.

Traitement. — Diète; comme boisson, du thé léger.

Le premier jour donner un demi-paquet de sulfate de soude comme purgatif. Les jours suivants, donner par vingt-quatre heures un paquet de sous-nitrate de bismuth avec vingt gouttes de laudanum dans un verre d'eau sucrée.

VIII. DYSENTERIE. — Commence comme la diarrhée, mais bientôt l'état du malade s'aggrave; les selles sont glaireuses et contiennent du sang; il y a une sensation de brûlure à l'anus; le malade a constamment besoin d'aller à la selle, et pourtant ne fait que très peu ou pas du tout; grand accablement, souvent de la fièvre; soif très vive. C'est une maladie grave, surtout dans les pays chauds, et qui demande à être soignée attentivement.

Traitement. — Diète absolue. Comme boisson, de l'eau de riz, c'est-à-dire de l'eau dans laquelle on a fait bouillir deux cuillerées de riz ou bien de l'eau albumineuse, c'est-à-dire de l'eau froide, dans laquelle on aura délayé des blancs d'œufs, à raison de deux œufs pour un litre d'eau.

Aussitôt que la dysenterie est déclarée, on met dans un bol 6 paquets de poudre d'ipéca, et on remplit le bol d'eau bouillante. Quand l'eau est refroidie, et au bout de quelques heures, on la passe dans un linge pour retenir la poudre, que l'on jette.

On commence immédiatement à faire boire le liquide au malade. Le bol de liquide doit être bu en vingt-quatre heures, par gorgées, de temps en temps. Si le malade buvait trop à la fois, il vomirait, et ce n'est pas ce que l'on recherche.

Le jour suivant, on préparera un nouveau bol dans les mêmes conditions; on pourra procéder ainsi pendant trois jours de suite.

Si, pour une raison ou pour une autre, le malade ne pouvait pas prendre ce remède, on le remplacerait par un demi-paquet de sulfate de soude par jour.

Sous l'influence du traitement, l'état du malade s'améliore, les douleurs diminuent, les selles deviennent meilleures; c'est alors que l'on donnera par jour un paquet de sous-nitrate de bismuth avec vingt gouttes de laudanum dans un peu d'eau sucrée. Pendant la convalescence, surveiller le régime, parce que c'est une maladie qui est très sujette à récidiver. Donner de préférence du lait, du riz, des œufs, du bouillon, des potages légers. Éviter surtout les fruits et les boissons alcooliques.

Souvent les malades qui ont eu la dysenterie en conservent des traces. Sans diarrhée bien marquée, ils rendent dans leurs selles comme de la graisse, ce qui les affaiblit beaucoup. Dans ce cas, donner tous les matins, à jeun, un quart de paquet de sulfate de soude, et les selles redeviendront normales.

IX. RHUMATISMES. — DOULEURS RHUMATISMALES. — Les simples douleurs rhumatismales dans les reins, le cou, les membres, sont fréquentes chez les marins.

Le meilleur moyen de s'en débarrasser, c'est de se frictionner avec de l'alcool camphré ou, mieux encore, de placer par-dessus les vêtements une feuille de papier et de promener sur la partie un corps chaud, par exemple, un fer à repasser, qui est très facile à manier.

Le *rhumatisme articulaire aigu* s'annonce par des douleurs très vives dans une ou plusieurs jointures, qui sont rouges et douloureuses, surtout au toucher, La fièvre est forte, mais le malade est pâle.

Traitement. — Un à deux paquets de salicylate de soude dissous dans un grand verre d'eau, à prendre par petites gorgées dans la journée, tant que le malade a de la fièvre. Cesser dès que la fièvre est tombée. Envelopper les articulations malades dans une couche de coton ou d'étoupe.

X. Scorbut. — Le scorbut ne se déclare pas brusquement ; ce n'est que peu à peu que s'établit cette maladie. Le visage prend une teinte jaune spéciale, le malade est triste et accablé, il a de la peine à se tenir debout et ne demande qu'à s'allonger ; puis les gencives deviennent livides, molles et saignantes, plus tard l'haleine est fétide, la respiration est gênée, des taches livides qui sont des dépôts de sang se montrent sur le corps et particulièrement aux jambes ; la peau se soulève et crève, donnant lieu à des ulcères ; il y a des crampes douloureuses dans les mollets, des douleurs violentes dans les jointures ; les dents se déchaussent et tombent ; le malade perd son sang un peu partout au moindre prétexte. Fréquemment les scorbutiques cessent d'y voir la nuit (héméralopie) et seraient incapables de se conduire dans le navire.

Traitement. — On commence le traitement dès qu'on soupçonne le scorbut. Repos, mais dans un endroit bien aéré, et en ayant soin de couvrir convenablement le malade.

Pour soigner les gencives on prépare un gargarisme avec une cuillerée à café d'alcoolat de cochléaria et un paquet de chlorate de potasse.

Le malade se gargarise de temps en temps la bouche mais se gardera bien d'avaler, à cause du chlorate du potasse.

Enfin, donner pour être prise à l'intérieur, une cuillerée à soupe d'alcoolat de cochléaria dans un verre d'eau sucrée.

Mais les lésions des gencives ne constituent qu'un désordre local. Il est absolument nécessaire de traiter l'état général. Pour cela il faut donner au malade des vivres frais et surtout des fruits et des légumes verts.

Les citrons, les pommes de terre, et à leur défaut les légumes verts et les fruits de toute espèce rempliront cette indication.

Il peut arriver que, dans une longue traversée, par défaut de précautions, il n'y ait plus rien de frais à bord.

Dans ce cas désespéré, nous recommandons le vin, qui ne manque jamais à bord, qu'il ne faut pas donner tel quel, mais bien administrer de la manière suivante, sous peine de griser affreusement le malade sous aider à sa guérison, au contraire :

On prend deux litres de vin et on les met à bouillir jusqu'à ce que ces deux litres soient réduits à un demi-litre ; c'est ainsi réduit qu'on le fait boire au malade.

Comment empêcher l'apparition du scorbut à bord ? — Quand le scorbut se montre à bord, c'est toujours une très mauvaise affaire. Mieux vaut prendre des précautions pour l'éviter.

Ce n'est pas parce que l'on mange des viandes salées que l'on a le scorbut, mais bien parce qu'on ne mange plus de végétaux frais (légumes verts et fruits frais). Le surmenage aide au développement du scorbut, mais à lui seul est incapable de le produire.

En conséquence, les capitaines devront bien se pénétrer de cette vérité que *le scorbut ne frappe que les équipages surmenés et surtout privés de vivres frais (légumes verts, fruits frais).*

Ils doivent, au début de chaque traversée, surtout quand elle promet d'être longue, faire une ample provision de végétaux frais (légumes verts et fruits).

Nous leur signalons spécialement comme n'entraînant pas une forte dépense et étant d'une grande efficacité les *pommes de terre,* quand ils partent des mers d'Europe ; les *citrons,* quand ils partent des mers des pays chauds.

Les Anglais se servent beaucoup de jus de citron conservé (*lime juice*) ; il ne faut s'approvisionner de *lime juice* que quand on ne peut pas se procurer des fruits frais ou des légumes verts.

XI. Fièvre intermittente simple. — Qu'on appelle aussi *fièvre des marais,* parce qu'elle est due à l'air qui vient des marais, surtout des marais où se mélangent l'eau douce et l'eau de mer.

Cette fièvre intermittente se rencontre dans les mers d'Europe, dans certains endroits seulement, côtes de la Saintonge, certaines côtes de l'Italie, etc.

Cette maladie est caractérisée par des *accès* séparés par des intervalles de repos.

La fièvre est dite *quotidienne* quand les accès reviennent tous les jours ; *tierce* quand il y a un jour d'intervalle, de repos ; et *quarte* quand il y a deux jours de suite sans accès.

Chaque accès se compose de trois périodes :

1° *Période de frisson.* — Le malade a froid, il ne peut se réchauffer, il tremble et claque des dents ;

2° *Période de chaleur.* — Le malade a chaud, il est rouge et dévoré par la soif ;

3° *Période de sueur.* — C'est le moment de la détente, le malade est couvert de sueur ; après quoi, l'accès est fini.

Traitement de l'accès. — Pendant le *frisson* faire coucher le malade, le bien couvrir, lui donner du thé chaud.

Pendant la *chaleur,* donner à boire au malade ce qui lui plaira, de l'eau fraîche s'il le désire.

Après la *sueur,* changer le linge du malade.

Traitement de la fièvre. — Ce qu'il y a d'important, c'est de couper les accès, c'est-à-dire de guérir la maladie, et pour cela on a un merveilleux médicament : c'est la quinine.

Dans l'intervalle des accès on administre deux paquets de chlorhydrate de quinine; quand on est dans les pays chauds il est prudent d'aller jusqu'à trois paquets, dans la crainte d'un accès pernicieux. Il faut s'arranger de manière à donner la quinine au moins huit heures avant le retour probable et prévu de l'accès à venir.

L'accès prévu étant coupé, il faudra encore donner le lendemain un paquet de quinine. A partir de ce moment-là, on se bornera à donner un paquet de quinine tous les sept jours, pendant deux mois au moins, pour empêcher le retour de la fièvre et la couper radicalement (V. page 14).

On pourra aussi préparer du vin de quinquina (V. page 13) et en donner tous les jours un verre à bordeaux pendant également deux mois. Ne jamais le donner à jeun.

Dans les mers d'Europe on ne rencontre guère que la fièvre intermittente simple, mais dans les pays chauds cette fièvre intermittente, quoique provenant des mêmes causes, prend assez souvent un caractère tout spécial de gravité; on l'appelle alors *fièvre pernicieuse*.

Fièvre pernicieuse. — Les accès de fièvre pernicieuse peuvent se présenter sous quatre formes :

1° *Accès comateux*. — Débute par un mal de tête excessif; respiration bruyante, perte de connaissance (quelquefois subite);

2° *Accès délirant*. — Agitation extrême, le malade se lève et se débat; il devient dangereux pour autrui et pour lui-même;

3° *Accès algide*. — Le visage pâlit, la peau se refroidit et se ride; la voix est cassée; la sueur devient froide et visqueuse; les extrémités sont froides, elles sont blanches ou colorées en bleu noirâtre comme dans le choléra;

4° *Accès hématurique*. — L'urine du malade est colorée par le sang et prend une teinte rappelant le malaga ou le bitter.

Traitement des accès. — Dans l'*accès comateux*, frictionner vigoureusement les membres et le tronc avec de la flanelle sèche ou imbibée d'alcool camphré. Appliquer des sinapismes aux jambes, aux cuisses.

Donner un lavement avec un paquet de sulfate de soude.

Dans l'*accès délirant*, veiller à ce que le malade ne nuise ni à lui ni à autrui ; pour cela le faire veiller constamment par un ou deux hommes, *précaution indispensable chaque fois qu'un homme est atteint de délire, quelle que soit sa maladie*.

Lui appliquer des compresses fraîches sur la tête. Appliquer des sinapismes aux cuisses. Donner un lavement avec un paquet de sulfate de soude.

Dans l'*accès algide*, réchauffer le malade par des frictions énergiques et l'entourer de bouteilles remplies d'eau chaude. Donner du thé chaud dans lequel on a mis un petit verre d'eau-de-vie.

Traitement de la fièvre pernicieuse. — Comme il n'y a pas de temps à perdre, on administre la quinine en plein accès, à la dose de quatre à six paquets. Si le malade ne peut pas avaler, on donne la quinine en lavement.

CHAPITRE III.

MALADIES QUI PEUVENT SE PRÉSENTER SPÉCIALEMENT DANS LES PAYS CHAUDS.

On peut avoir à soigner, dans les pays chauds surtout, quelques maladies très graves ; ce sont :

     I. Les fièvres intermittentes, dites pernicieuses.
     II. Le choléra.
     III. La fièvre jaune.
     IV. La dysenterie.

I. FIÈVRES PERNICIEUSES (V. page 32, où cette question est traitée au sujet de la fièvre intermittente simple).

II. CHOLÉRA. — C'est une maladie que les navires rencontrent surtout dans l'Inde et sur les côtes de Chine. Presque toujours le choléra est annoncé plusieurs jours d'avance par de la diarrhée. Le choléra est caractérisé par un accablement excessif, malaise général et vomissements douloureux, puis des selles abondantes, sans odeur, blanchâtres, contenant dans un liquide incolore, de tout petits grumeaux analogues à du riz cuit. Oppression extrême, sensation de chaleur intérieure extrême, de *brisure* au creux de l'estomac, crampes très douloureuses, suppression des urines, sueurs visqueuses, refroidissement des extrémités qui deviennent violacées, la peau des mains et des pieds se plisse comme après un bain, les yeux se creusent et s'entourent d'un large cercle d'un bleu noir ; le nez, la langue deviennent froids. Quand la mort doit survenir, le malade tombe dans l'insensibilité et le refroidissement devient général.

Traitement. — Il faut rigoureusement soigner toutes les diarrhées (V. page 29) quand on se trouve à un mouillage où règne le choléra.

Contre le choléra déclaré il faut frictionner le corps et surtout les membres avec une flanelle sèche ou imbibée d'alcool camphré ; on donnera à boire du thé chaud dans lequel on mettra un peu d'eau-de-vie ; on donnera 20 gouttes de laudanum sur un morceau de sucre ou dans le thé.

Le choléra est une maladie qui, pour ne pas être propagée à bord, réclame une désinfection rigoureuse.

Il est donc indispensable d'isoler le malade autant que cela sera possible ; plus tard, on détruira ou l'on passera à l'eau bouillante les effets et la literie du malade.

Quand un cas se déclare à bord, au mouillage, on doit, si c'est possible, envoyer immédiatement le malade à l'hôpital à terre.

III. FIÈVRE JAUNE. — Cette grave maladie se rencontre surtout sur les côtes du Mexique et du Brésil.

Elle débute brusquement, souvent pendant la nuit, par un fort frisson et une douleur violente des reins (coup de barre), violent mal de tête, tout le corps est courbaturé ; les yeux sont hagards et injectés, la face est rouge et animée, la soif ardente ; ordinairement constipation ; agitation, quelquefois délire. Dès le second jour paraissent les vomissements ; la peau tourne au jaune (d'où le nom de fièvre jaune), le malade vomit du sang noir.

Traitement. — Purger le malade avec deux cuillerées à soupe d'huile de ricin ; lotions froides sur le corps ; donner à boire de l'eau dans laquelle on a exprimé un citron ou de l'eau vineuse.

Comme isolement du malade et désinfection de ses effets et objets de literie, prendre les mêmes précautions que pour le choléra (V. page 33).

IV. DYSENTERIE. — C'est la maladie la plus fréquente des pays chauds après la fièvre intermittente (voir page 29).

IIIe PARTIE.

SOINS A DONNER AUX BLESSÉS ET AUX VICTIMES D'ACCIDENTS.

Tout homme blessé a besoin d'un pansement immédiat approprié à la nature de sa blessure.

Un accident vient de se produire et il y a un ou plusieurs blessés ; le plus souvent, on constate une des lésions suivantes :

 I. Plaie avec ou sans hémorragie.
 II. Contusion avec ou sans plaie.
 III. Entorse, foulure, luxation.
 IV. Fracture avec ou sans plaie.
 V. Brûlure.

 Nous rangeons encore dans les accidents :

 VI. Le coup de chaleur.
 VII. La perte de connaissance.
 VIII. Asphyxiés et noyés.
 IX. Rétention d'urine.

I. PLAIES. — Produites par des chocs, des piqûres, des coupures, des armes à feu ; elles sont simples ou compliquées d'hémorragie.

Dans tous les cas, il faut commencer par laver soigneusement la plaie avec la solution phéniquée et des petits tampons de coton. On doit, avant de toucher la plaie, avoir soin de se laver les mains au savon d'abord, à la solution phéniquée ensuite ; s'il y a des poils, les couper ou les raser.

Deux cas se présentent :

A. PLAIES SIMPLES. — Quand le sang est complètement étanché, faire le pansement simple indiqué à la page 20.

Si les bords de la plaie sont écartés, comme après un coup de couteau, il faut, avant d'appliquer le pansement, les rapprocher avec les doigts et les maintenir rapprochés à l'aide de bandelettes de diachylon, que l'on chauffe un peu pour les faire mieux coller (page 16, *fig.* 2).

Par-dessus les bandelettes, on fait le pansement.

B. Plaies avec hémorragie. — L'hémorragie peut être plus ou moins forte.

1° Le sang coule goutte à goutte, mais ne s'arrête pas.

Pansement. — Placer sur la plaie elle-même un tampon sec de coton ou d'étoupe et rouler par-dessus une bande en toile que l'on serre au degré nécessaire (bandage compressif, voir *fig.* 7 et 8). Il est bon, comme le montrent

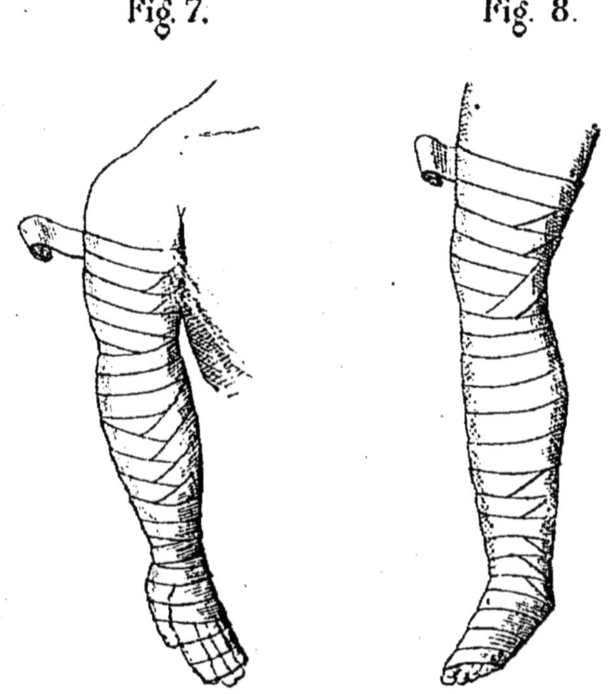

Fig. 7.   Fig. 8.

Application du bandage compressif
Fig 7. En partant de la main.
Fig 8. En partant du pied.

les figures, d'appliquer la bande non pas seulement au niveau de la plaie mais bien sur tout le membre en commençant par l'extrémité (pied ou main). Quand l'hémorragie est arrêtée, on panse la plaie comme une plaie simple, quitte à revenir à l'emploi de la bande si l'hémorragie menaçait de se reproduire ;

2° Le sang s'élance en jet ; il est rouge vif ; une artère a été coupée.

Pansement. — Placer immédiatement un doigt dans la plaie sur le point d'où sort le sang, pour arrêter le jet pendant que l'on prépare le pansement, sans quoi l'homme pourrait mourir rapidement à bout de son sang.

Appliquer le pansement décrit plus haut en serrant bien la bande en toile.

Si, malgré ce pansement compressif, le sang ne s'arrête pas, appliquer par-dessus le pansement *la bande en caoutchouc,* toujours en partant de l'extrémité du membre, même si la plaie est à la cuisse.

Serrer solidement jusqu'à ce que le sang cesse de couler, mais ne pas serrer davantage : fixer le bout de la bande en l'introduisant sous les derniers tours et remonter au moins à cinq travers de doigt au-dessus de la plaie.

En serrant suffisamment, on arrive toujours à arrêter l'hémorragie.

Mais quand une artère, surtout d'un certain calibre, a été coupée, pour que l'hémorragie ne se reproduise pas, il faut laisser les bandes en place un temps assez long, des journées. Pour éviter les dangers de cette compression continue, il est absolument nécessaire de commencer le bandage au bout du membre (main ou pied) ; ne pas se hâter d'enlever les bandes, sans quoi l'hémorragie reviendrait avec sa première force. Quand, enfin, le sang est définitivement arrêté, panser la plaie comme une plaie ordinaire.

Il est bien entendu que si cet accident arrivait au mouillage, il faudrait, après avoir appliqué les bandes, envoyer d'urgence l'homme à l'hôpital.

II. CONTUSIONS. — Sont la conséquence d'un choc ou d'une chute ; elles sont sans plaie ou avec plaie :

1° *Contusion sans plaie.* — La peau est rouge, meurtrie, puis elle passe au violet et au bleu ; quelquefois, il se forme une grosseur, une bosse, surtout à la tête.

Traitement. — Si c'est à un pied ou à une main, plonger la partie dans l'eau de mer froide, puis appliquer comme pansement plusieurs compresses trempées dans de l'alcool camphré étendu de quatre fois son volume d'eau froide (Voir page 16) ; mouiller de temps en temps le pansement quand il s'échauffe.

Si la contusion siège sur une partie du corps qu'on ne puisse pas plonger dans l'eau froide, appliquer directement le pansement.

2° *Contusion avec plaie.* — Si la plaie est petite, traiter la contusion comme la contusion sans plaie.

Si la plaie est grande ou bien si elle saigne beaucoup, la traiter comme les autres plaies. (Voir pages 34 et 35.)

III. ENTORSE, FOULURE, LUXATION. — Ce sont des accidents qui se passent dans les jointures ; le plus souvent au pied.

Traitement. — Immédiatement après l'accident, plonger la partie malade dans de l'eau de mer froide et l'y maintenir quatre heures en renouvelant l'eau.

Lorsque le bain local froid est impossible (à l'épaule, par exemple), on entoure la partie malade de compresses trempées dans de l'eau de mer.

Les jours suivants, on fait des frictions à l'alcool camphré (Voir page 16). On masse la jointure en passant la paume de la main dessus pendant 10 minutes. Dans les intervalles, on applique sur la partie une bande roulée sans trop serrer.

Si la jointure est démise, il y a *luxation*.

Le malade ne peut plus se servir de son membre.

En attendant que l'on trouve l'occasion de la faire réduire par un médecin, on peut mettre, sur la partie, des cataplasmes.

IV. FRACTURES. — Se produisent dans un choc violent ou une chute grave; il y a presque toujours, en même temps, de la contusion, quelquefois une ou plusieurs plaies.

Le blessé a pu sentir et même entendre, ainsi que les assistants, un craquement. Il ne peut soulever le membre, dont l'os est brisé. Ce membre est déformé, ce dont on s'aperçoit facilement en le comparant à celui de l'autre côté; il est quelquefois raccourci et plié à l'endroit de la fracture, comme s'il y avait là une jointure nouvelle.

Au moindre mouvement qu'on lui fait subir, le blessé se plaint très vivement.

CONDUITE A TENIR EN CAS DE FRACTURE. — Il faut :

1° *Transporter le blessé sur un lit, une table :* quatre hommes; un le prend par-dessous les épaules; le second passe les mains sous les reins; le troisième porte le membre sain ; le dernier, le plus important, porte le membre fracturé en plaçant une main au-dessous de la fracture, l'autre au-dessus, de manière à bien fixer le membre.

Manœuvrer avec ensemble et au commandement pour ne pas donner de secousses brusques qui font souffrir le blessé inutilement;

2° *Déshabiller le blessé :* découdre ou couper ses vêtements pour ne pas le faire souffrir inutilement. D'ailleurs, agir ainsi pour toutes les blessures graves, quelles qu'elles soient;

3° *Préparer et appliquer le pansement :* le but que l'on se propose est de redresser le membre fracturé, de lui rendre, autant que possible, sa longueur et sa direction normales et de le maintenir immobile dans cette direction pendant le temps nécessaire pour que les deux morceaux de l'os se ressoudent.

Pour soutenir et immobiliser le membre fracturé, on se sert des appareils préparés qu'on a en provision et qui correspondent à la cuisse, à la jambe, au bras, à l'avant-bras.

On étale l'appareil; on le garnit, d'une manière régulière, de coton ou d'étoupe, et on le glisse sous le membre fracturé. On tire un peu sur le membre pour le redresser, et, pendant qu'on le maintient exactement dans cette position, une autre personne ferme par-dessus l'appareil et noue les lacs ou liens. (Voir *fig.* 9, 10 et 11.)

Il faut serrer suffisamment pour que le membre soit bien tenu, mais il ne faut pas trop serrer de manière à empêcher la circulation, ce qui amènerait de graves accidents. Si, après l'application de l'appareil, le malade se plaint beaucoup, si surtout il a des fourmis dans le pied ou la main, c'est que le bandage est trop serré ; alors, relâcher un peu les liens.

Quand un appareil est convenablement placé et serré, le malade éprouve immédiatement un bien-être relatif.

Quand, pour une raison ou pour une autre, on n'a pas sous la main un appareil tout préparé, on peut placer le membre fracturé dans une gouttière en fer-blanc ou en zinc, que l'on fabrique avec les ressources du bord de la manière suivante :

On découpe une feuille de zinc, par exemple, de grandeur convenable, et on la moule sur le membre correspondant d'une personne saine de la même taille, autant que possible, que le blessé ; on la garnit soigneusement de coton ou d'étoupe et l'on y place le membre fracturé.

FRACTURE DU MEMBRE INFÉRIEUR (*fig. 9*). — Le malade doit rester couché dans la position horizontale.

Fig. 9.

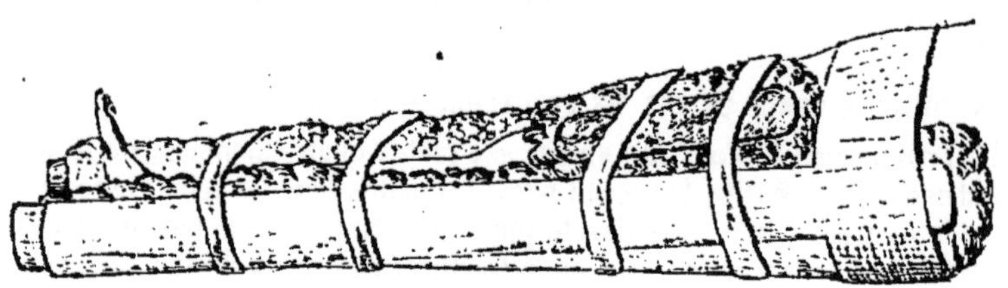

Appareil à attelles pour fracture de cuisse.

En moyenne, pour laisser à la fracture le temps de se consolider, il faut laisser l'appareil en place : 60 jours pour une fracture de cuisse; 40 jours pour une fracture de jambe.

FRACTURE DU MEMBRE SUPÉRIEUR (*fig. 10 et 11*). — Quand l'appareil est en place, quel que soit le siège de la fracture, au bras ou à l'avant-bras, il faut plier à angle droit l'avant-bras sur le bras et maintenir le tout dans une écharpe (Voir *fig. 11 et 12*).

Les fractures du membre supérieur mettent, en moyenne, trente jours pour se consolider.

Les malades n'ont pas besoin de rester couchés.

FRACTURE DE LA CLAVICULE. — La clavicule est cet os que l'on sent bien et qui se trouve en avant et en haut de la poitrine, allant de la base du cou à l'épaule.

La fracture de la clavicule est la plus fréquente des fractures; heureusement que c'est une des moins graves.

Fig. 10.

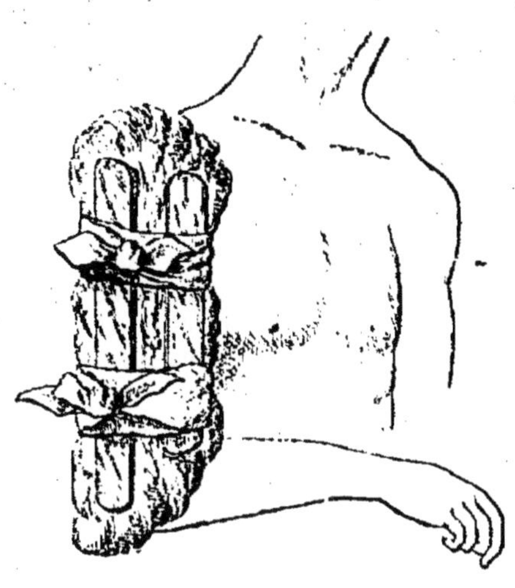

Appareil pour fracture du bras

Fig. 11.

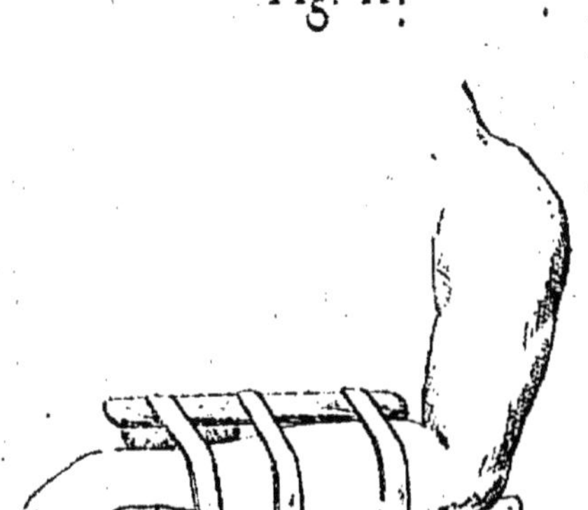

Appareil pour fracture
de l'avant-bras

Fig. 12.

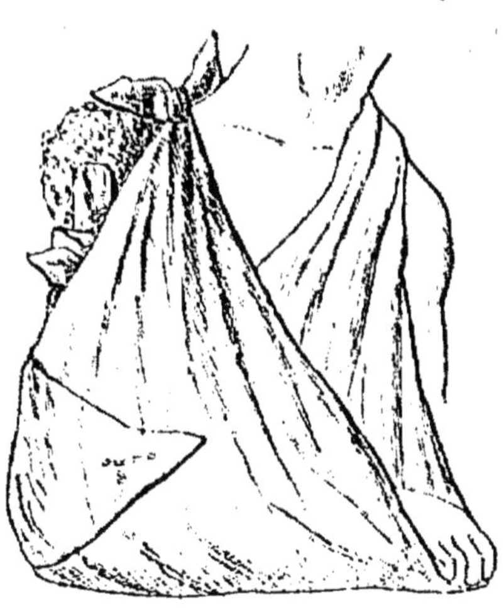

Echarpe pour soutenir le
membre fracturé.

Arrive ordinairement dans les chutes sur l'épaule, le coude et même le poignet.

Cette fracture est très simple à traiter : on fléchit l'avant-bras sur le bras en élevant, autant que possible, la main, on rapproche le coude du corps en le portant, autant que possible, en avant et l'on maintient en place par une écharpe.

La figure 12 donne la manière d'appliquer l'écharpe, mais il faut, dans cette figure, élever un peu plus la main et porter le coude plus en avant.

La fracture de la clavicule se consolide en trente jours.

Le malade n'a pas besoin de rester couché.

FRACTURE DES CÔTES. — Arrive encore assez souvent, par suite de chocs directs ou de chutes sur la poitrine. Le malade se plaint d'un point de côté chaque fois qu'il respire et surtout quand il tousse. En pressant avec la main à ce niveau, on provoque un éclair de douleur.

Le *traitement* de cette fracture est très simple : on applique un bandage de corps (*fig.* 5) que l'on serre fortement et qu'on laisse appliqué jusqu'à guérison, en le resserrant de temps en temps s'il se relâche. Dès que le bandage est suffisamment serré, le malade est soulagé et respire sans souffrance.

La fracture de côte se guérit en 25 jours.

Le malade n'a pas besoin de garder le lit.

V. BRULURES. — Il y a à distinguer les brûlures limitées, par exemple, de la main, du pied, et les vastes brûlures intéressant une grande partie du corps ou même tout le corps, et que l'on observe sur les navires à vapeur dans les accidents de machine.

BRULURES LIMITÉES. — Quand la brûlure est légère, la peau est simplement rouge et gonflée ; à un degré plus avancé, il y a, sur la peau, des cloches ; la peau peut même être détruite.

Pansement. — Quand la peau est simplement rouge et gonflée, on applique sur la brûlure des linges mouillés pour calmer la douleur ; si la brûlure siège à la main ou au pied, on plonge la partie dans l'eau. Quand la douleur est calmée, on graisse la brûlure avec de la vaseline boriquée et l'on recouvre d'une couche de coton ou d'étoupe que l'on maintient par une bande ou un triangle.

S'il y a des cloches, on crève délicatement ces cloches avec une aiguille, qu'on a eu soin de passer à la flamme, et on laisse couler l'eau ; on lave délicatement la brûlure à la solution phéniquée. Il faut bien prendre garde de ne pas arracher la peau des cloches. On graisse la brûlure avec de la vaseline boriquée et l'on recouvre avec une bonne couche de coton.

Plus tard, on pansera les plaies résultant des brûlures comme des plaies ordinaires (voir page 20).

VASTES BRULURES. — Ce sont les brûlures qui accompagnent les accidents de machine.

Pansement. — La première chose à faire, et la plus délicate, consiste à débarrasser le patient de ses vêtements. Il faut bien se garder, pour procéder à cette opération, de le coucher dans un lit; mieux vaut, si l'on est obligé d'étendre le malade, l'allonger sur le parquet ou un tapis.

Avec des ciseaux ou un bon couteau, on coupe les vêtements de manière qu'ils tombent pour ainsi dire d'eux-mêmes. Quand il y va de la vie, il serait absurde de chercher à ménager les vêtements.

Il ne faut jamais tirer sur les vêtements; toutes les précautions sont prises pour ne pas emporter la peau et mettre la brûlure à vif.

Si une partie des vêtements adhère à la peau, il faut la laisser en place en coupant tout autour.

Les parties brûlées étant à jour, il faut, avec une aiguille passée à la flamme, crever les grosses cloches pour faire écouler l'eau. On lave les brûlures à la solution phéniquée en faisant couler dessus cette solution; après quoi, on graisse bien les parties brûlées avec de la vaseline boriquée et l'on enveloppe avec du coton. On peut mettre de l'étoupe par-dessus le coton. Il est nécessaire de faire le pansement épais de manière à pouvoir le laisser en place le plus longtemps possible.

Généralement, ces brûlures, au bout de quelques jours, dégagent une mauvaise odeur.

Quand le premier pansement sera souillé, on le renouvellera avec beaucoup de précautions pour ne pas emporter la peau.

Les victimes de pareils accidents ont une soif très vive en même temps qu'ils se refroidissent.

Ce qu'il y a de mieux à leur donner, c'est une boisson légèrement excitante, par exemple du thé léger chaud.

N. B. Dans les accidents de chaudières, il y a quelquefois des brûlures épouvantables; le corps est brûlé dans toute son étendue, la peau des doigts tombe comme un gant. Il faut courir au plus pressé, c'est-à-dire calmer les douleurs atroces du malade; pour cela, la première chose à faire est d'inonder d'huile le blessé pour soustraire, le plus vite possible, au contact de l'air, sa peau qui est au vif.

Ce n'est qu'après qu'on fera le pansement au mieux possible.

C'est surtout dans ces cas qu'il faut bien se garder de serrer le pansement, les brûlés, surtout les graves, ne pouvant pas supporter la moindre compression.

VI. COUP DE CHALEUR. — Dû à ce que le sang est trop échauffé; s'observe surtout chez les chauffeurs, dans certains parages, comme la mer Rouge.

Les malades sont pris, plus ou moins brusquement, d'un mal de tête excessif et de vertiges. Quelquefois, surviennent une excitation violente et des hallucinations; on en a vu se jeter à la mer; mais, le plus souvent, ce qu'on observe, c'est un accablement profond; la respiration se fait mal, il y a perte de connaissance, la peau est extrêmement chaude.

Traitement. — Débarrasser rapidement le malade de ses vêtements et de tout ce qui peut gêner la respiration, le coucher, la tête un peu élevée, à l'ombre, dans l'endroit le plus frais et le plus aéré du bateau, sous une manche à vent, si c'est possible.

Appliquer incessamment des compresses mouillées sur la tête, flageller le ventre et la poitrine avec des linges mouillés. Comme il s'agit surtout de refroidir le malade, un bon moyen consisterait à l'envelopper d'un drap mouillé et tordu.

Si la respiration ne se fait pas, pratiquer la respiration artificielle comme pour les noyés (voir page 43).

VII. PERTE DE CONNAISSANCE. — Un homme tombe et perd connaissance ; c'est un des trois cas suivants :

1° ÉPILEPSIE (*haut mal*). — Le malade tombe en poussant quelquefois un cri et perd connaissance. La face est d'abord très pâle. Bientôt tout le corps est pris de convulsions, le malade écume et la face devient très rouge. Ces convulsions durent de une à deux minutes, après quoi le malade reste abattu pendant un certain temps.

Traitement. — Il n'y a rien à faire contre l'attaque d'épilepsie, le seul soin à prendre, c'est de dégager le cou du malade et de veiller à ce qu'il ne se blesse pas pendant les convulsions.

En dehors de leurs attaques, les épileptiques peuvent faire leur service à bord, mais on comprend qu'il serait de la dernière imprudence de les laisser monter dans la mâture ou faire le quart dans la machine.

2° APOPLEXIE (*coup de sang*). — Le malade tombe comme foudroyé ; il est rouge, il a perdu connaissance, son cœur continue à battre.

Cet accident arrive surtout chez les personnes âgées, mais il peut être causé quelquefois par l'ivresse ou par un coup de chaleur.

Traitement. — Coucher le malade sur le dos, la tête plus élevée que le reste du corps. Mettre des compresses mouillées froides sur le front. Appliquer des sinapismes sur les jambes et les cuisses. Donner un lavement avec un paquet de sulfate de soude dissous dans un verre d'eau.

3° SYNCOPE. — La syncope est surtout fréquente chez les grands blessés, chez ceux qui ont perdu beaucoup de sang. Le malade s'affaisse, il est très pâle, il a perdu connaissance et le cœur cesse de battre.

Traitement. — On couche le malade à plat sur le dos, en mettant la tête un peu plus basse que le reste du corps ; il est même bon de relever les jambes. Dénouer la cravate et tous les vêtements serrés ; frapper le visage et le devant de la poitrine avec un linge mouillé, faire respirer du vinaigre ; enfin, au besoin, pratiquer la respiration artificielle comme pour les noyés (voir page 43).

VIII. ASPHYXIÉS ET SPÉCIALEMENT NOYÉS. — *Secours à leur donner.* — Les secours doivent être donnés le plus promptement possible à tous les noyés. On en a vu revenir à la vie après une demi-heure d'immersion.

Les secours doivent être continués pendant au moins deux heures, avant que l'on puisse dire que le noyé a cessé de vivre.

Aussitôt que le noyé est sorti de l'eau, le déshabiller rapidement en coupant ses vêtements, l'essuyer avec du linge chaud, l'envelopper dans une couverture de laine chaude, le coucher sur le dos, la tête et les épaules légèrement relevées. Incliner légèrement la tête sur le côté droit pour favoriser les vomissements et la sortie de l'eau, et débarrasser la bouche de l'écume qui la remplit, en y passant le doigt entouré de linge.

Si les dents sont serrées, il faut s'en réjouir, c'est un signe que le noyé n'est pas mort. Dans ce cas, pour ouvrir la bouche, on force avec les doigts ou avec un objet quelconque, manche de couteau, morceau de bois, etc.

Cela fait, en allant très vite, pour ramener le noyé à la vie on a deux méthodes :

1° Méthode de Silvester, ou respiration artificielle ;
2° Méthode de Laborde, ou tractions rythmées de la langue.

Nous allons décrire successivement ces deux méthodes, après quoi nous dirons comment on peut les combiner pour avoir le plus de chance possible de réussite.

1° MÉTHODE DE SILVESTER, OU RESPIRATION ARTIFICIELLE. — Desserrer les dents et attirer au dehors de la bouche la langue, que l'on saisit entre les doigts enveloppés d'un linge.

La maintenir ainsi pendant toutes les manœuvres qui vont suivre.

Sans perdre de temps, pratiquer la respiration artificielle en deux temps :

1er temps. — On se place à la tête du noyé, et saisissant ses bras à pleine main, on les élève lentement de chaque côté de sa tête, comme dans les exercices d'assouplissement (*fig.* 13) ;

Fig. 13.

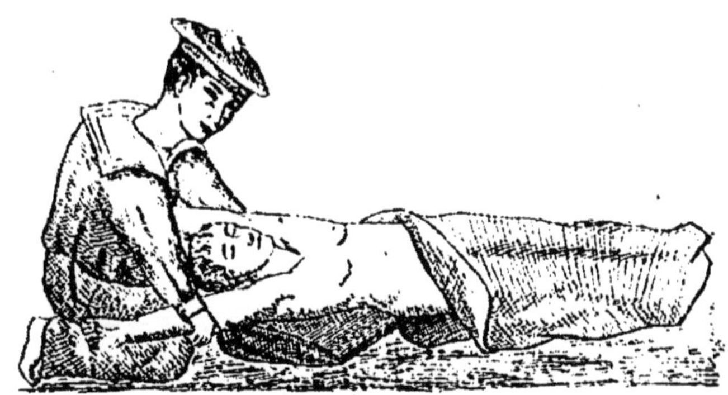

Respiration artificielle. Manœuvres de Silvester
Fig 13. 1er Temps. Élévation des bras de chaque
côté de la tête

2° temps. — On abaisse lentement les bras du noyé en les repliant et en pressant ses coudes contre les côtés de la poitrine (*fig.* 14).

On recommence alternativement ces deux mouvements, lentement, autant que possible, en suivant les mouvements de la respiration normale, c'est-à-dire de 15 à 20 fois par minute.

Fig. 14.

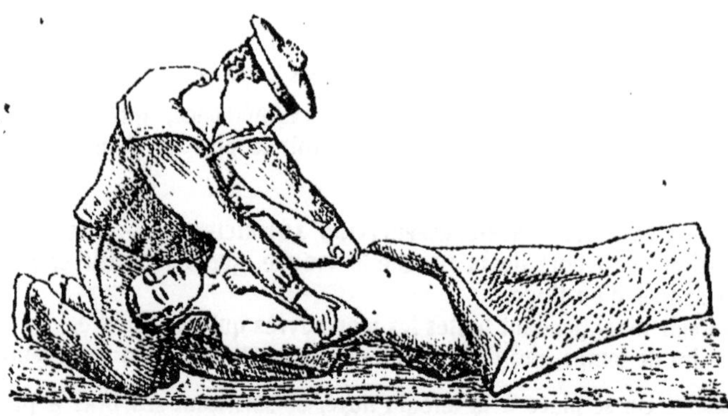

Respiration artificielle. Manœuvres de Silvester

Fig. 14. 2e Temps. Abaissement des bras, les coudes repliés et serrés contre la poitrine

En même temps que l'on pratique la respiration artificielle, une personne fait sur tout le corps des frictions énergiques avec des morceaux de laine, un pan de la couverture, des gants de crin, ce que l'on a sous la main.

On réchauffe le noyé avec des briques ou des bouteilles chaudes.

Continuer avec persévérance ces manœuvres pendant deux à trois heures, et ne cesser que quand le noyé revient à lui.

Fig. 15.

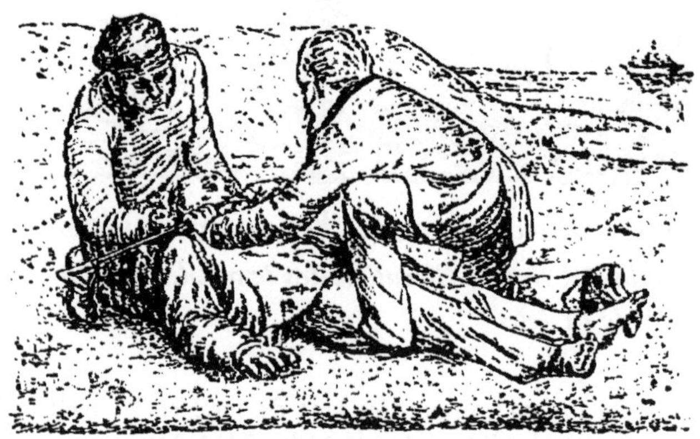

2° **Méthode de Laborde.** — **Tractions rythmées de la langue.** — On ouvre la bouche du noyé ; si les dents sont serrées, on les écarte en forçant avec les doigts, ou avec un corps résistant quelconque, morceau de bois, manche de couteau, dos de cuiller ou de fourchette, extrémité d'une canne (voir *fig.* 15). Saisir solidement la partie antérieure de la langue entre le pouce et l'index de la main droite, nus, ou revêtus d'un linge quelconque, d'un mouchoir de poche, par exemple (pour empêcher le glissement), et exercer sur la langue de fortes tractions répétées, successives, cadencées ou rythmées, suivies de relâchements à raison de 15 à 20 tractions par minute.

Combinaison des deux méthodes de Silvester et de Laborde.

La méthode de Silvester est ancienne ; elle donne de bons résultats. La méthode de M. Laborde est toute récente ; elle a donné aussi d'excellents résultats.

Dans la pratique, quand on emploie la méthode de M. Laborde, il faut avoir en elle une robuste confiance, car on peut tirer pendant très longtemps la langue sans qu'aucun indice de succès vienne encourager celui qui manœuvre la langue ; tandis que, quand on emploie la méthode de Silvester, on voit qu'à chaque instant on fait entrer et sortir l'air ; en réalité, on fait respirer le noyé, et cela encourage singulièrement à persévérer. C'est pourquoi la méthode de M. Laborde, fût-elle incontestablement reconnue comme supérieure, nous nous garderions bien de ne pas décrire cette vieille méthode de Silvester qui a sauvé tant de vies humaines.

Mais, pour augmenter les chances de réussite, rien n'empêche de combiner ces deux méthodes. En effet, pendant qu'on pratique les manœuvres des bras, de Silvester, nous avons recommandé de saisir la langue et de la maintenir en dehors de la bouche ; la personne chargée de ce rôle s'accroupit à cheval sur les jambes du noyé (*fig.* 15) pour ne pas gêner les mouvements des bras. Alors on comprend très bien qu'au lieu de se borner à tenir la langue immobile, cette personne pourra parfaitement imprimer à la langue les mouvements rythmés que nous avons décrits et qui constituent la méthode de Laborde.

On aurait soin de faire coïncider la traction de la langue en avant avec le mouvement d'élévation des bras.

Enfin, lorsque le noyé a recouvré toute sa connaissance et seulement alors, on lui fait prendre un peu d'eau-de-vie ou un verre de vin chaud ; on le couche et on l'engage à dormir.

IX. **Rétention d'urine.** — Le malade ne peut pas uriner et souffre beaucoup.

Traitement. — Si c'est possible, mettre le malade dans un grand bain chaud prolongé ou au moins dans un bain de siège, qu'on pourra toujours fabriquer en sciant une barrique. Après le bain, le coucher sur le dos, appliquer un cataplasme qui descendra du ventre jusqu'au-dessous des bourses. Si ces moyens ne réussissent pas, on pourra se servir d'une des sondes de caoutchouc. Ces sondes ont été choisies avec intention pour qu'elles ne puissent jamais faire de mal. Avant tout, il faut avoir grand soin de s'assurer que la sonde n'est pas devenue cassante, ce qui peut arriver après un certain séjour dans les pays chauds. On a constaté que la sonde est restée flexible, non cassante; on lave soigneusement la sonde à la solution boriquée (voir page 15); on la graisse avec la vaseline boriquée et on l'introduit avec douceur dans le canal. Il est rare que l'on puisse entrer d'emblée dans la vessie et soulager immédiatement le malade. Mais, arrivé sur l'obstacle qui s'oppose à la sortie de l'urine, il faut maintenir la sonde en place. De temps en temps, on fait de nouvelles tentatives pour passer. Cela suffira généralement, soit pour entrer franchement dans la vessie et soulager du coup le malade, soit pour le faire uriner goutte à goutte.

Signes apparents de la mort.

Toutes les fonctions sont arrêtées.

La respiration ne peut plus se percevoir; le souffle ne ternit plus un objet brillant, comme un miroir, la lame d'un couteau.

Le cœur a cessé de battre et ses bruits ne sont plus perceptibles à l'oreille appliquée contre la poitrine.

Tous les membres sont raides et froids; le corps ne peut plus être plié en aucun point.

La peau, frictionnée énergiquement, même brûlée, ne rougit plus.

La mâchoire inférieure ne se relève plus quand on l'abaisse.

L'œil devient vitreux et mou.

Enfin, la putréfaction commence.

IV° PARTIE.

CONSEILS D'HYGIÈNE.

C'est en enseignant les causes des maladies et les moyens à employer pour éloigner ces causes, que l'hygiène empêche les maladies de se produire.

Elle a un intérêt majeur pour tous : armateurs, capitaines et marins; car un homme malade est un homme qui ne peut plus travailler, et l'empêcher de tomber malade, lorsque cela est possible, n'est autre chose que de faire une économie.

En dehors des accidents, presque toutes les maladies qui frappent les marins tiennent aux causes suivantes :

Malpropreté;
Humidité;
Mauvaise qualité des vivres et des boissons;
Mauvaise conduite ou imprudence des hommes.

Les capitaines doivent donc veiller avec le plus grand soin aux points suivants :

I. Propreté corporelle. — Elle s'impose spécialement à l'attention : c'est la malpropreté qui occasionne nombre d'*abcès, clous, ulcères, maux d'yeux, panaris, phlegmons,* etc.

C'est la malpropreté qui entretient et permet la propagation de toute la *vermine, poux, gale, microbes,* qui enveniment les plus petites écorchures et causent les maladies les plus graves.

La propreté corporelle consiste à se laver soigneusement, non seulement le visage et les mains, mais aussi les dents, la tête et toutes les parties du corps.

Les cheveux doivent être portés ras et savonnés fréquemment.

Les vêtements, les objets de couchage doivent être lavés souvent, et il est du devoir des capitaines de donner aux hommes le temps nécessaire pour prendre ces soins indispensables.

II. Propreté du navire. — Les cales et postes de couchage doivent être grattés plus souvent que lavés.

Quand il y a de mauvaises odeurs dans les bouteilles, poulaines et autres réduits, il faut employer comme désinfectant le chlorure de chaux (Voir page 16). On peut le délayer dans un peu d'eau et l'abandonner dans des assiettes, là où l'on veut faire disparaître la mauvaise odeur. On peut en faire dissoudre dans l'eau pour arroser et laver les murailles et les parquets des locaux infectés. Enfin, si l'on veut badigeonner au lait de chaux l'intérieur du navire, il ne faut jamais négliger d'ajouter du chlorure de chaux au lait de chaux ordinaire.

La prop.eté des ustensiles de cuisine doit être très minutieuse ; les hommes ne doivent pas se servir des cuillers appartenant aux autres, pour éviter de se communiquer des maladies qui empoisonnent le sang, comme la syphilis.

III. Bonne qualité des vivres et des boissons. — Le capitaine doit s'assurer de la bonne conservation des vivres et des boissons du bord. Son attention doit surtout se porter sur les boîtes de conserves qui, quand elles sont avariées, sont ordinairement gondolées et exhalent, à leur ouverture, une mauvaise odeur. Le capitaine doit aussi veiller à la bonne qualité des vivres et boissons que les marchands de terre viennent vendre à l'équipage. La vue et l'odorat lui permettront de reconnaître les matières avariées. Se défier des fruits qui ne sont pas parfaitement mûrs.

IV. Eau de boisson. — La meilleure eau de boisson et la plus sûre est l'eau distillée, si on peut la fabriquer à bord, l'eau venant de terre devant être réservée pour la cuisine et la propreté. Pour ne pas polluer l'eau distillée destinée à la boisson et lui conserver ses qualités d'eau sûre, il est indispensable d'avoir pour elle un tuyautage et des récipients à part ; — du moment qu'elle passe par le même tuyautage que l'eau provenant de terre, elle cesse d'être une eau de boisson sûre.

Règle générale, toute eau venant de terre doit être considérée comme suspecte ; si le choléra ou la fièvre typhoïde règnent à terre, cette eau est dangereuse, car c'est par l'eau que pénètrent dans le corps les germes de ces deux maladies.

Quand donc on est obligé d'employer, comme eau de boisson, l'eau venant de terre, il est prudent avant de la consommer, non pas de la faire bouillir un certain temps, mais seulement de la chauffer jusqu'au moment où elle commence à bouillir, pour la mettre immédiatement à refroidir.

Quand la fièvre typhoïde et le choléra sévissent à terre, quand ces maladies surtout se manifestent à bord, cette précaution de chauffer jusqu'à l'ébullition l'eau venant de terre et destinée à la boisson est absolument indispensable.

La quantité d'eau de boisson nécessaire à l'équipage n'est pas grande; il sera toujours possible, avec les ustensiles de cuisine, de la porter à l'ébullition.

Les Anglais ont la bonne habitude de ne boire que du thé; or, le thé est surtout une eau qu'on a portée à l'ébullition.

V. ÉVITER QUE LES HOMMES QUI ONT ÉTÉ MOUILLÉS NE CONSERVENT SUR EUX LEURS EFFETS HUMIDES. — Un homme mouillé, tant qu'il travaille, peut résister. Dès qu'il entre au repos, s'il conserve sur lui ses vêtements mouillés, il se refroidit et court les plus grands risques de prendre du mal, *rhume, fluxion de poitrine, rhumatisme, diarrhée, mal de gorge,* etc.

Quand un homme mouillé descend de quart, cesse son service et entre au repos, il est indispensable qu'il prenne des vêtements secs.

Par cette précaution à laquelle le capitaine doit tenir rigoureusement la main, on évitera bien des maladies et des exemptions de service.

Naturellement, les marins exposés à la pluie et aux embruns devront être pourvus de cirés.

VI. DÉSINFECTION DES EFFETS ET DES OBJETS DE LITERIE DANS LES CAS DE MALADIES QUI SE COMMUNIQUENT. — Dans les cas de *fièvre typhoïde, choléra, dysenterie, fièvre jaune et variole,* il faut soigneusement désinfecter tous les effets et les objets de literie du malade, en un mot il faut désinfecter tout ce qui a touché le malade.

Pour ce qui n'a pas de valeur, le plus simple est de le jeter à la mer. Tout le reste doit être passé à l'eau bouillante. Cette désinfection est largement suffisante pour tous les cas.

VII. VACCINATION. — Les navires de commerce étant constamment exposés à rencontrer dans leurs mouillages des foyers de *variole,* nous recommandons expressément aux capitaines, avant de quitter leur port d'armement, de faire vacciner leurs équipages.

Cette précaution ne leur procurera ni tracas ni dépense, le service public de la vaccine étant aujourd'hui bien installé partout.

VIII. BAIGNADES. — Ne jamais prendre de bain moins de deux heures après avoir mangé.

Ne se baigner qu'ayant chaud, mais sans être en grande transpiration.

Ne jamais attendre pour sortir de l'eau que l'on ressente un frisson, et, si ce frisson se produit, en sortir immédiatement.

S'habiller promptement en sortant de l'eau.

Se donner du mouvement dès qu'on est habillé.

————

TABLE ANALYTIQUE

TABLE ALPHABÉTIQUE

A

B

C

D

N

O

P

Q

R

S

T

U

V

Y

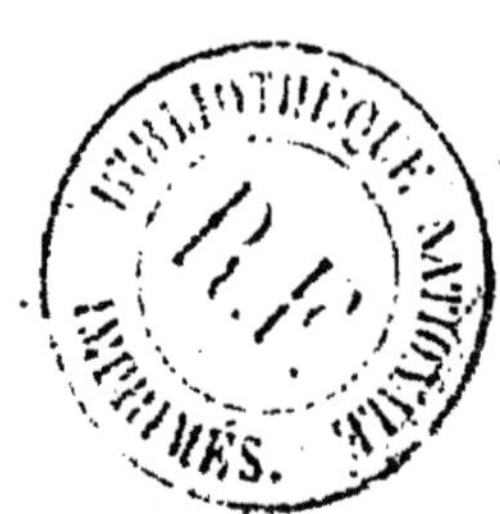

PARIS. — IMPRIMERIE L. BAUDOIN, 2, RUE CHRISTINE.

249

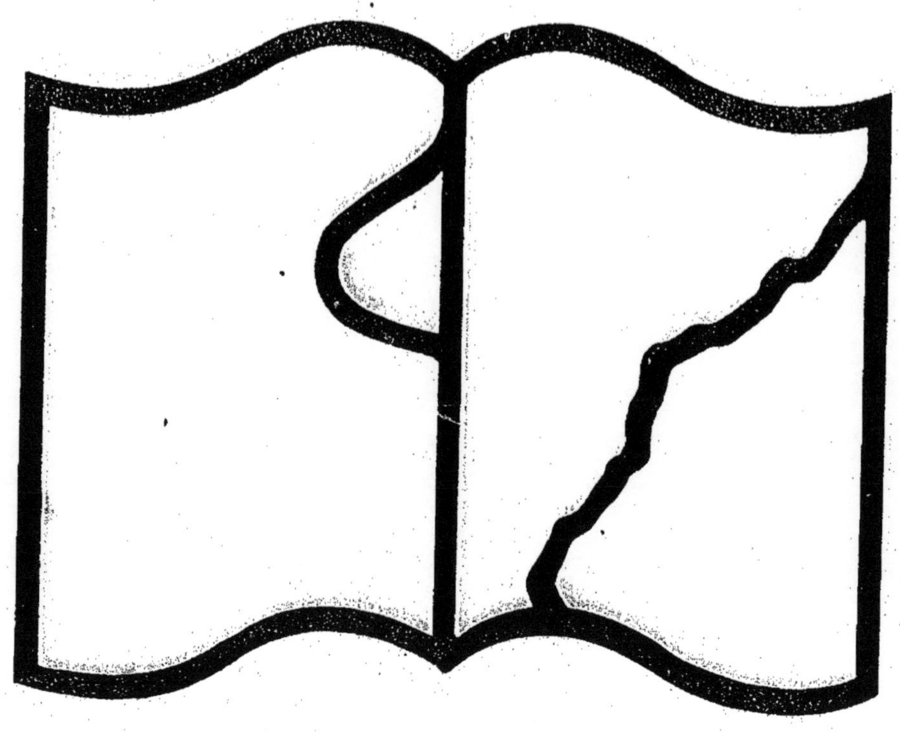

Texte détérioré — reliure défectueuse

NF Z 43-120-11